ナビタスクリニック新宿院長／
血液内科専門医
濱木珠恵
料理研究家
武蔵裕子

貧血さんに効く 鉄パン《フライ》レシピ

その不調、鉄分不足が原因です！
食べるだけで心と体がスッキリ

こんな不調、ありませんか?

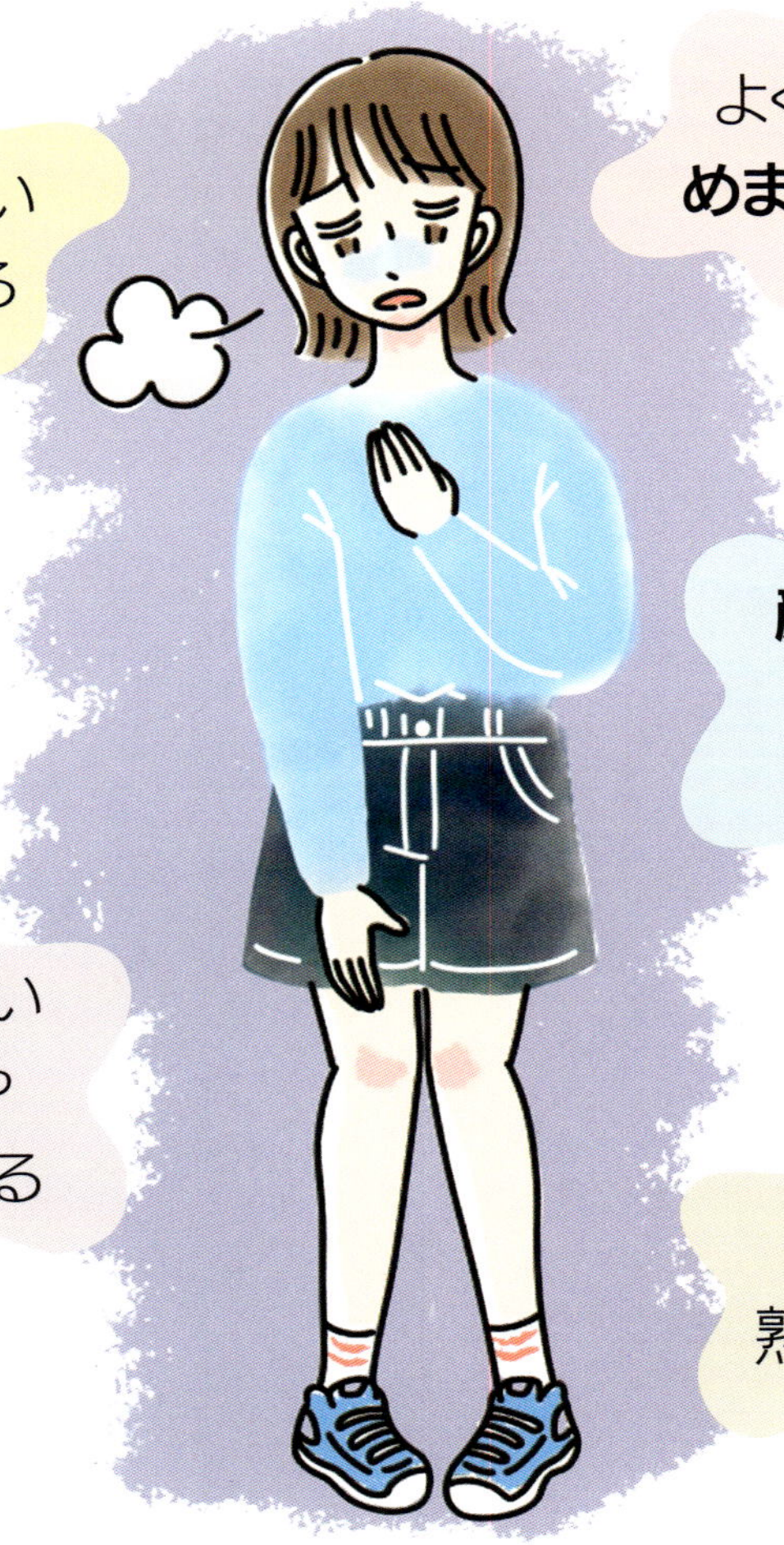

集中できない
イライラする

よく**頭痛**や
めまいがする

顔色が悪い
肌や髪が
カサカサ

疲れやすい
息切れや
動悸がする

眠れない
熟眠感がない

思い当たる人、鉄不足による貧血かも!?

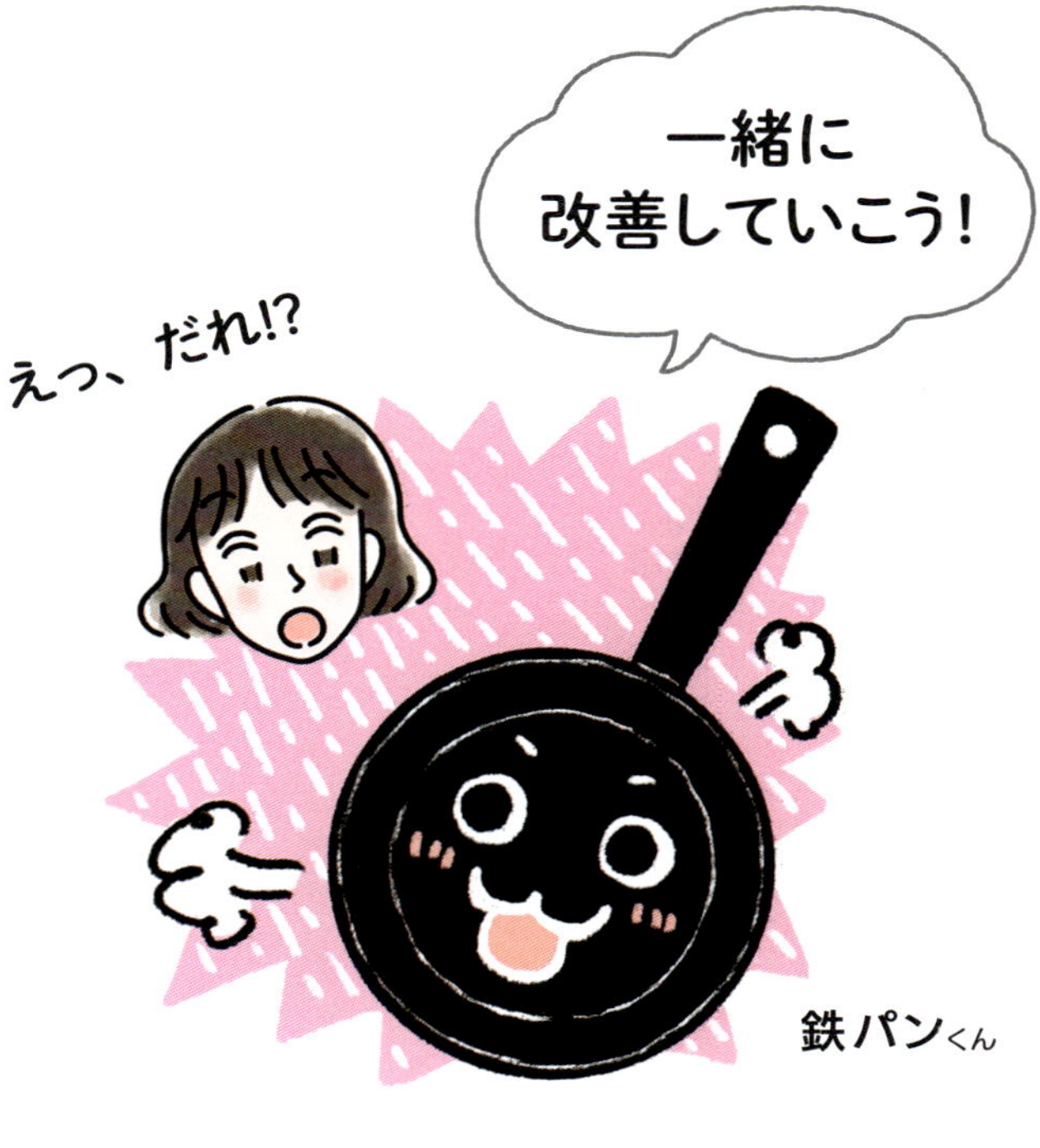

鉄分不足による貧血には食生活の見直しが大事！

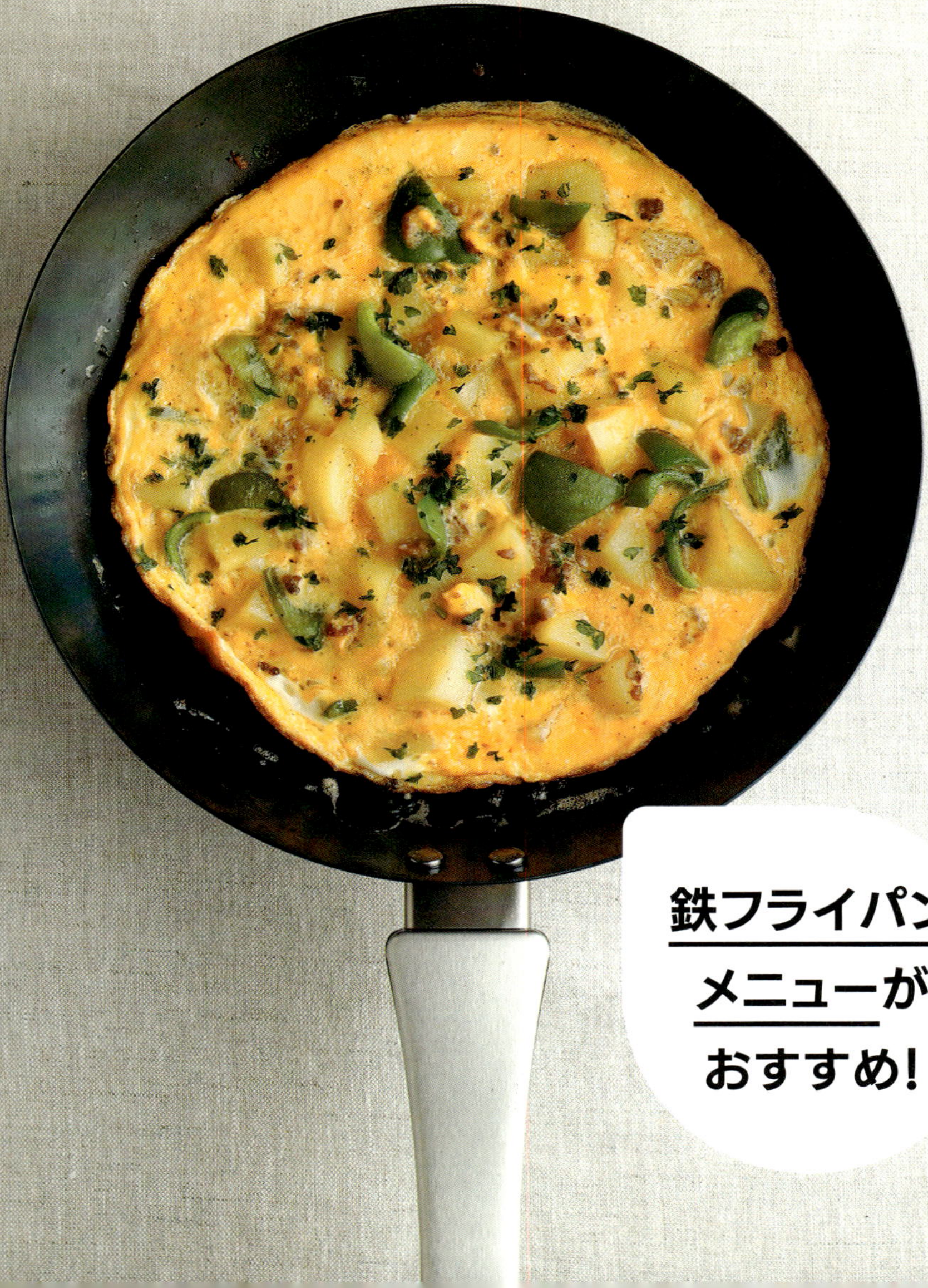

鉄フライパンメニューがおすすめ！

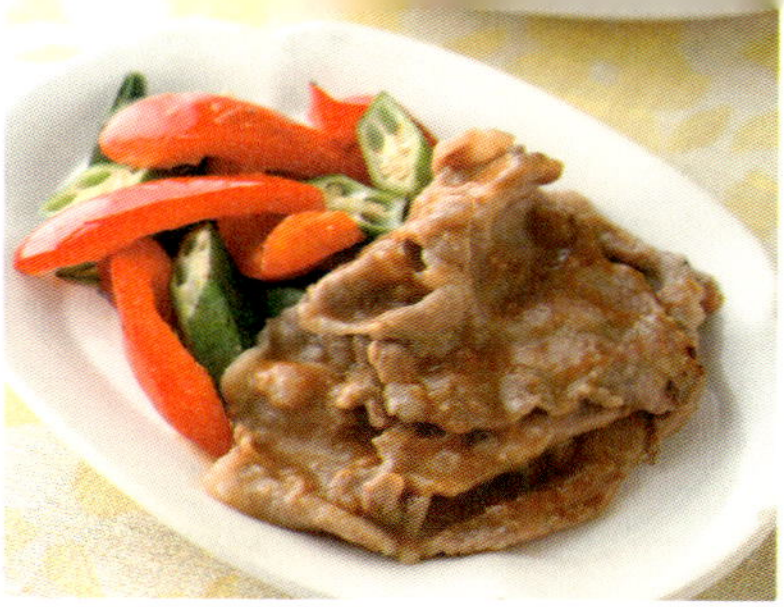

鉄分を含む
メニューで
おいしく
貧血改善!

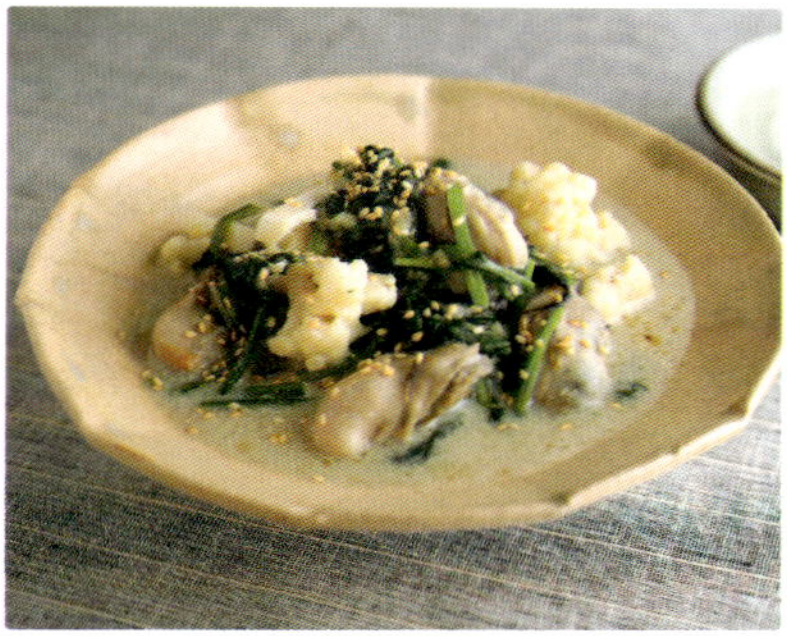

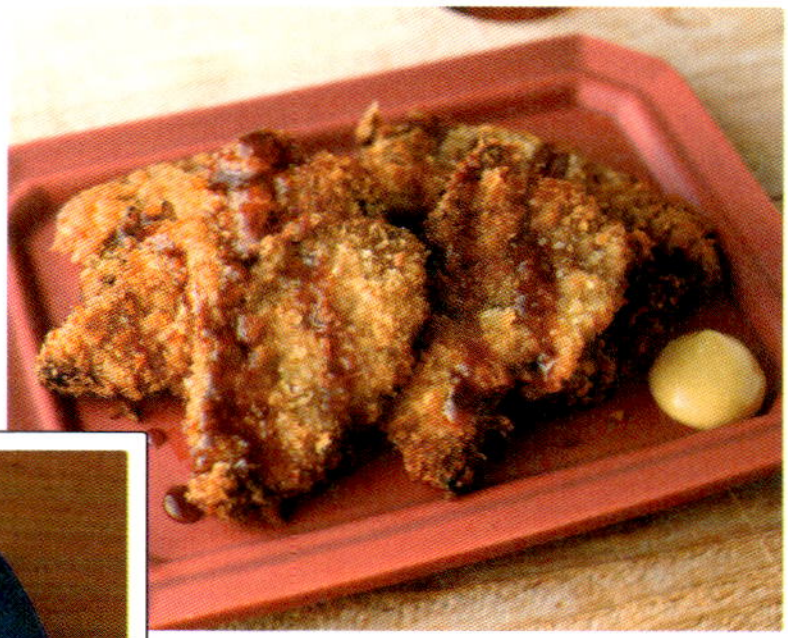

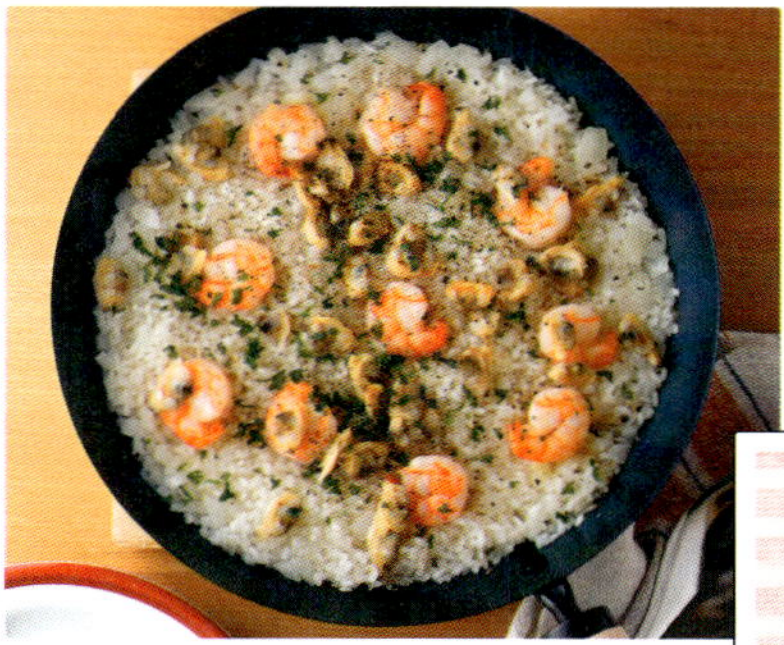

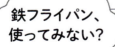

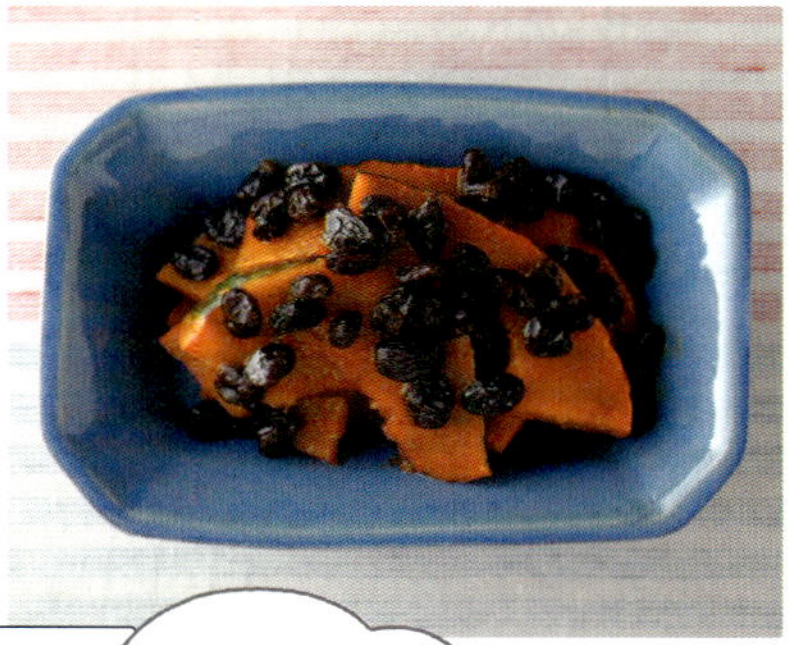

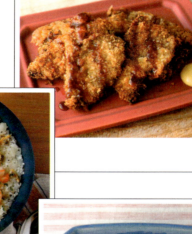

鉄フライパン、
使ってみない?

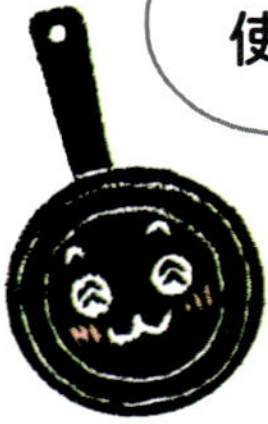

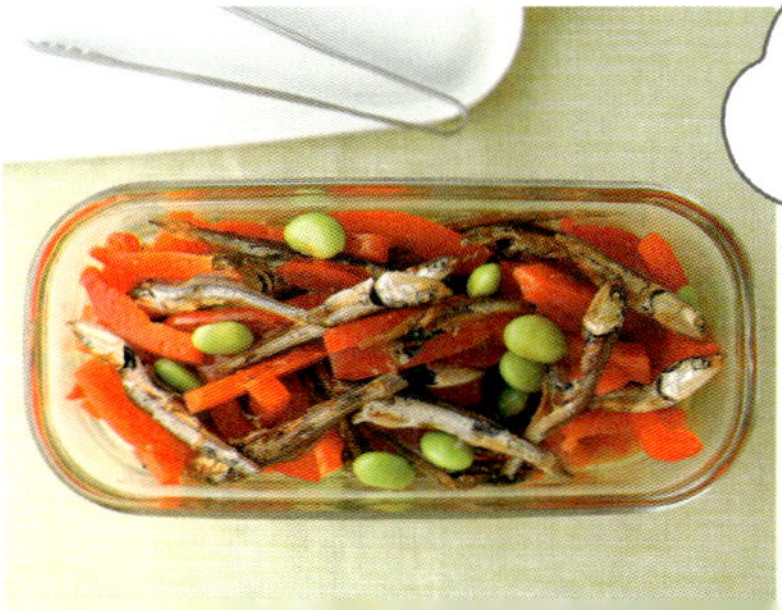

やって
みようかな～

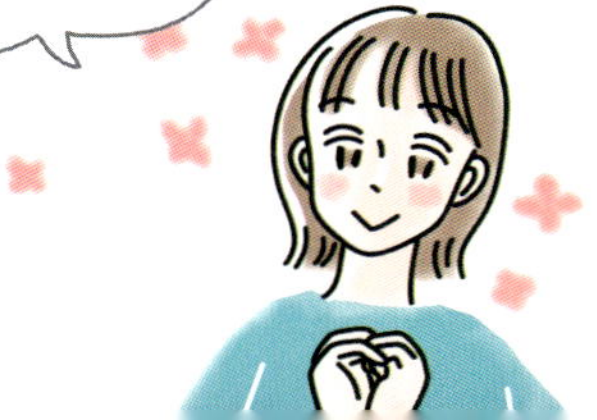

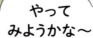

はじめに

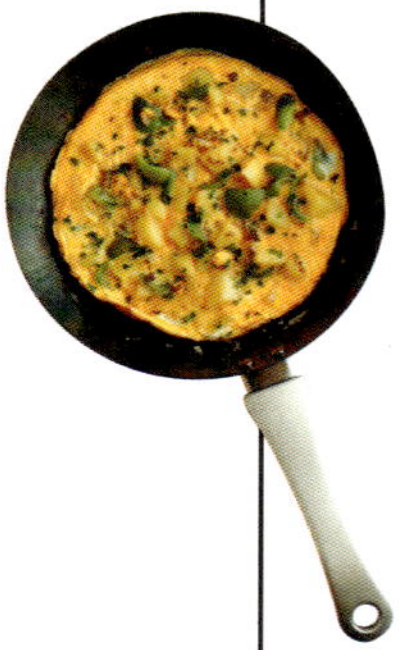

毎日なんだか体がだるくて、休んでも疲れがとれない……。
そう感じている女性はとても多いのですが、
その疲れ、じつは貧血が原因かもしれません。
さらに言えば、若いころからずっと慢性的な貧血だったため
疲れている状態がデフォルトで、自分の不調にも、
当然、貧血にも気づいていない人も珍しくありません。

成人女性の貧血はほとんどの場合、鉄分不足が原因です。
きちんと対応すれば、鉄欠乏性貧血は改善させられます。
みなさんが貧血について正しい知識を得て、
日々の食事でも意識的に鉄分をしっかりとり、
快適な毎日を過ごされることを願っています。

ナビタスクリニック新宿院長・血液内科専門医　濱木珠恵

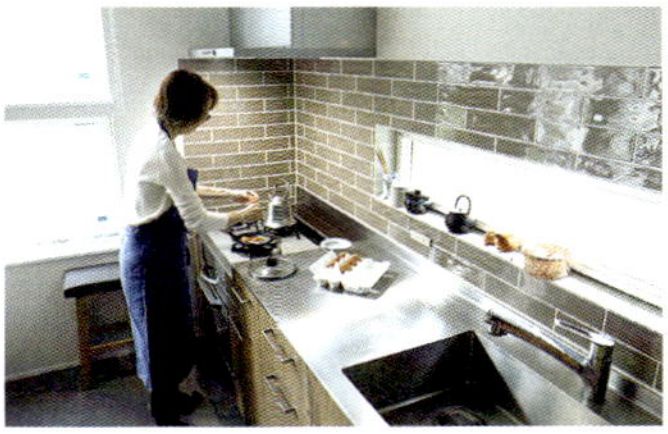

私が子どものころは、フライパンと言えば「鉄」が当たり前でした。
今は他素材のフライパンも使っていますが、
鉄フライパンで調理すると、なぜか、よりおいしくなる気がします。
朝食の目玉焼きは必ず、長年愛用している鉄フライパンで。
白身の縁がカリッと焼けて黄身はとろ〜りと、毎朝大満足。

濱木珠恵先生に、女性や成長期の子どもにとっての鉄分摂取の
大切さを伺い、毎日の食事がいかに大切か、再認識しました。
忙しい人たちが、身近な食材で簡単においしく鉄分をとれる
レシピを考えました。その際、鉄フライパンで調理することで
少量ずつでも、鉄分をプラス摂取できます。
鉄フライパンで作る、鉄分たっぷりの「鉄パンレシピ」、お試しください。

料理研究家　武蔵裕子

目次

肉のおかず

レバーのおかず

魚介のおかず

卵のおかず

Part 2

鉄や貧血に効果的な栄養がとれる!

鉄フライパンレシピ

ご飯もの

麺もの

副菜

常備菜

※本書に書いてある内容は、体質や生活スタイルによって個人差があり、効果の出方は異なります。また、すべての人に効果があるとは限りません。
※体に合わない、不快な症状や異変が現れたといった場合は、ただちに中止して、すぐに病院を受診してください。
※妊娠中、妊娠していると思われる方、高齢者、特定の疾患をお持ちの方、何かの治療を受けている方は、本書に書いてある内容を実践する前に、医師に相談してください。

Part 3

メカニズムを知っておきましょう

貧血の基礎知識

Part 1

その不調、もしかして…⁉

貧血の症状と鉄不足の対策

ずっとつきあい続けている体のつらい不調、
もしかすると貧血によるものかもしれません。
鉄不足が原因だとしたら、日々の生活でどんなことに
注意をすれば改善するのか、基本を押さえておきましょう。

チェックリスト☑

Check list

□ 顔色が悪いとよく言われる
肌や爪の色つやがよくない

□ いつも疲れている。ちょっとした階段でも息切れする

□ 爪が薄く、割れる。中央が凹む

□ 氷を無性に食べたくなり、ガリガリと食べる

↓

チェックが **2個以上** 入れば、貧血の疑いがあります。
次ページからの内容を参考に、生活を見直してみましょう。
また、医療機関で受診もおすすめします。

「もしかして貧血かも?」
と思った人、意外と
多いんじゃないかな?

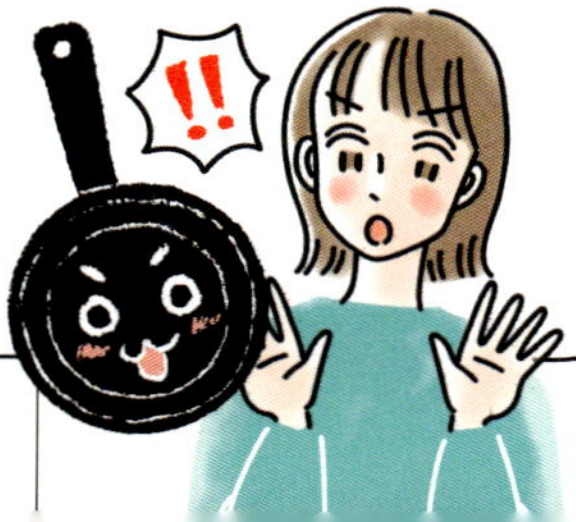

あなたは
大丈夫？

鉄欠乏性貧血

□ 毎日きちんと3食食べていない
野菜をあまり食べていない

□ 肉を食べることが少ない
動物性たんぱく質をとらない日がある

□ 生理の出血量が多い。2日目だけでなく3日目も多い

□ 胃の切除の経験がある
または出産や手術で多量出血をしたことがある

↓

チェックが **1つでも** 入ると、貧血になっている、
または今後、貧血になる可能性があります。
次ページからの内容を参考に、生活改善をしてみましょう。
一度、医療機関で貧血の検査を
受けてみるのもおすすめです。

じつは、こんな不調も…！

鉄不足による主な症状

体内の鉄が不足して貧血になると、体にさまざまな症状が。
メンタル面など意外な不調も、じつは鉄不足が原因の可能性が！

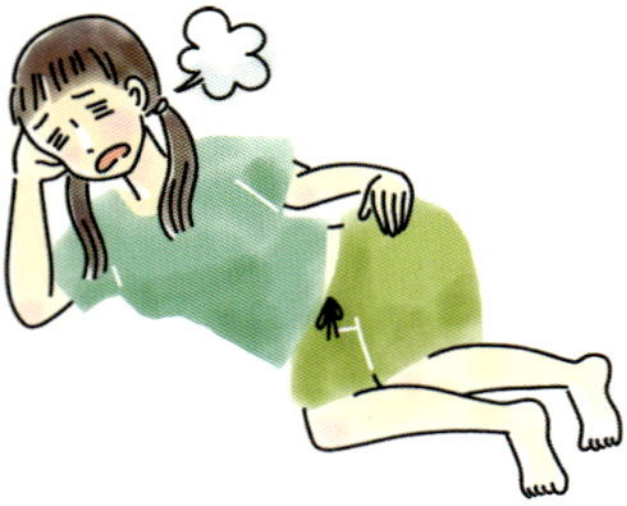

01 疲れやすい

全身に酸素を届けるのを助ける鉄が不足すると、酸素不足に

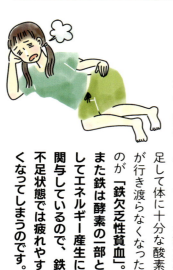

「いつも体がだるくて、疲れやすいなぁ」と思いつつも、もう歳だから、または仕事や家事が忙しいから「まあ、こんなものでしょ」とだましだまし生活している人、多いのでは？　でも、その疲れやすさの原因が貧血である人、意外と多いのです。

　血液中の赤血球内のヘモグロビンに含まれる鉄が酸素と結びついて、全身に酸素を届けます。この鉄が不足して体に十分な酸素が行き渡らなくなったのが**「鉄欠乏性貧血」。また鉄は酵素の一部としてエネルギー産生に関与しているので、鉄不足状態では疲れやすくなってしまうのです。**

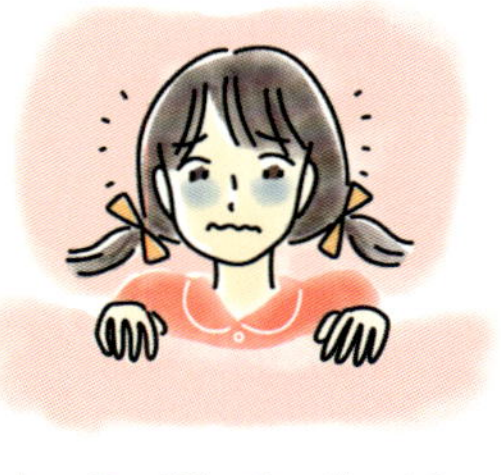

02 眠れない

熟眠感が得られないなど長らく悩んでいる人は貧血かも

　寝つきが悪い、睡眠が浅くて夜中に目が覚める、足がむずむずする、長い時間寝ても熟眠感が得られない。このような症状の原因はさまざまですが、**じつは鉄不足で起こることがあります。睡眠と深い関係のあるドーパミンの脳内での合成には、じつは鉄が欠かせない存在だからです。**

　ドーパミンが不足すると、悪夢や中途覚醒のせいで睡眠時間が短くなります。また安静時に足がむずむずする「レストレスレッグス症候群」の不快感で眠りが悪くなる人もいます。これらの不眠症状の治療として、鉄の補充をすることもあるのです。

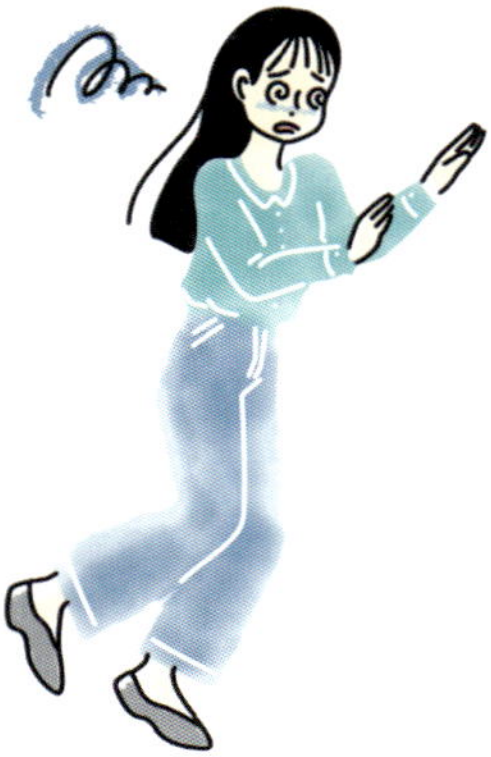

03 めまい・ぼんやり

酸素運搬力低下の影響から脳も酸素不足になってしまう

鉄不足により血液の酸素運搬力が低下すると、大量の酸素を必要とする脳も酸素不足となってしまいます。その結果、めまいや、いつも頭がぼんやりしているなどの症状が現れたりします。

　立っているときや歩行の際、地に足をつけている感覚ではなく、ふわーっと漂うような感じに襲われ、まっすぐ歩けなくなることはありませんか？　そのような状態は、貧血によるめまいでよく見られる症状です。めまいのせいで他人の話や細かい作業に集中できず、周りから「ぼんやりしている人」というように思われがちだったり…。これらの症状も、貧血が原因のことがよくあります。

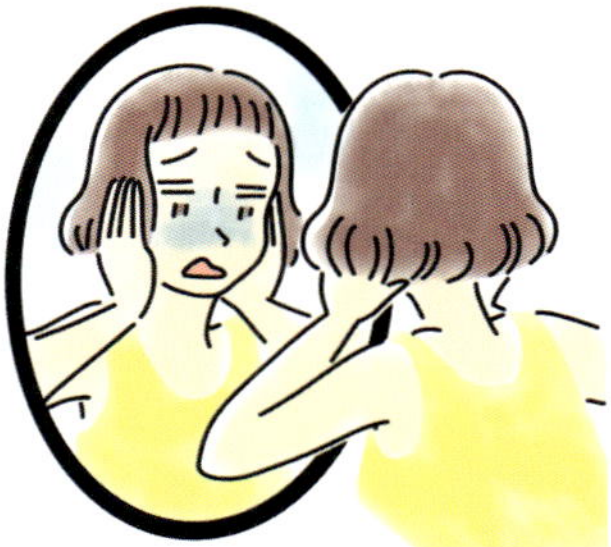

04 顔色が悪い

細胞の新陳代謝が悪くなり、肌、髪、爪が不健康な状態に

鉄欠乏性貧血では、顔色が悪い、青白い、肌につやがない、乾燥やかゆみ、肌荒れが続く…などの症状もよく見られます。**赤血球が薄くて血色が悪くなるだけでなく、皮膚細胞への酸素供給不足で新陳代謝が低下したり、鉄不足で真皮のコラーゲン形成が低下したりするからです。**鉄が不足すると、肌だけでなく、抜け毛が増える人もいます。

　爪が薄くなったり、中央が凹む「スプーン爪」になったりする人も少なくありません。これらのトラブルは美容液などの外用では改善せず、鉄補充をして内側から整えていくしかありません。

05 頭痛

貧血は頭痛のリスクファクターのひとつと言われています

貧血があると、頭痛がひどくなる人がいます。また**貧血があると首や肩周りの筋肉が硬くなって肩こりが悪化**し、緊張性頭痛がひどくなることもあります。

体内の鉄の量が少ない人ほど、片頭痛の症状が悪いという報告があります。片頭痛に影響しているドーパミンやセロトニンの代謝には、鉄が重要だからです。片頭痛も鉄欠乏性貧血も若い女性に多い病気なので、なおのこと鉄分ケアは重要です。

頭痛薬をいろいろ飲んでもあまりよくならなかったのに、貧血治療で頭痛がラクになった人もいます。頭痛でお困りの方は、鉄分ケアをとり入れてみてはいかがでしょうか。

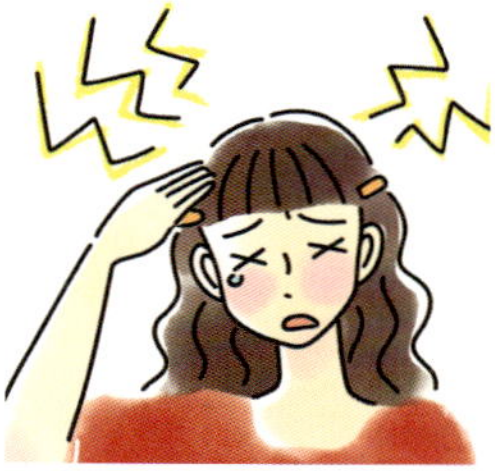

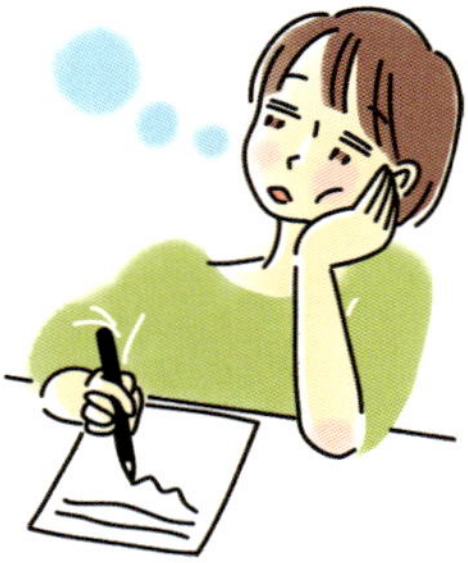

06 集中できない

鉄不足により「幸せホルモン」が減少して、いつもソワソワ…

仕事や勉強にとり組もうと思っても、いつもソワソワして集中できない。そんな状態が続いているようなら、もしかすると鉄分不足の貧血が原因かもしれません。

「幸せホルモン」と呼ばれるドーパミンやセロトニンは脳内の神経伝達物質。ドーパミンは意欲や動機に関係していて、課題を達成したいというやる気を増やします。一方で、セロトニンは感情や心を安定させる作用があり、落ち着いた気持ちで作業に集中できるように心のバランスをとってくれます。**ドーパミンやセロトニンなどの神経伝達物質の合成に、じつは鉄分が不可欠なのです。**

07 イライラ

**怒りっぽくなっているのは
セロトニン不足のせいかも**

イライラして怒りっぽい状態が続いている場合も、鉄不足でセロトニン合成が不足している可能性があります。

ドーパミンやノルアドレナリンはストレスに打ち克つ前向きなパワーの元ですが、暴走すると興奮して平常心が保てません。セロトニンはそんな感情の暴走を止め、心を落ち着かせる働きがあるので、不足してしまうとイライラしがちになってしまうのです。これらの神経伝達物質をアミノ酸から生合成する酵素の活性化には、鉄が不可欠な存在です。

また、**セロトニンが減るとメラトニンも減少して睡眠の質が落ちます。寝不足もイライラの原因かも。**

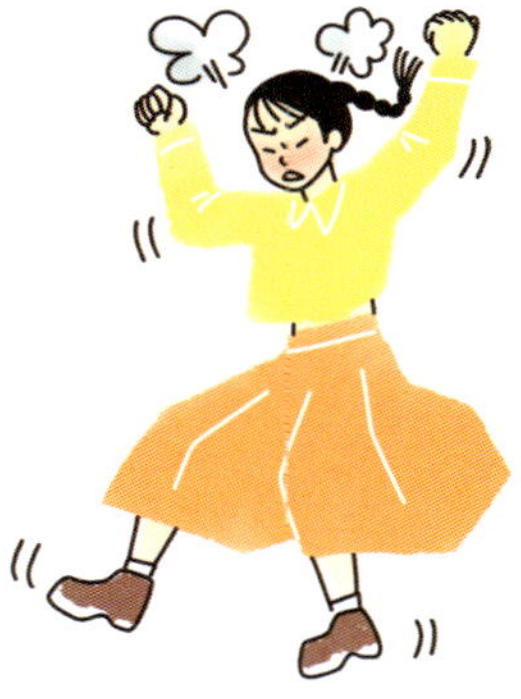

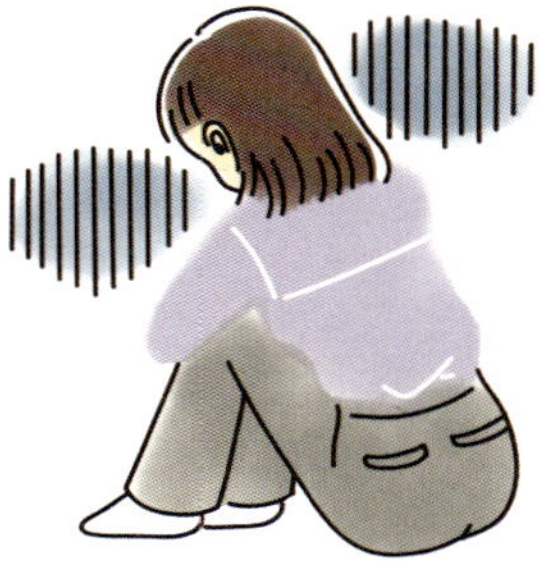

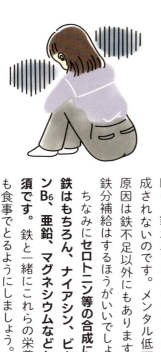

08 気分の落ち込み

**メンタル低下や暗い気分が
続くのも、鉄欠乏が原因かも**

鉄欠乏では身体が疲れやすくなるだけでなく、気持ちも一緒に疲れてしまうことがあります。実際、**潜在性鉄欠乏は抑うつ傾向と関係していると示唆する報告もあるのです。**

ドーパミンはやる気や幸福感と関係し、不足すると喜びを感じにくく暗い気分に。心のバランスをとるセロトニンの不調も気分が落ち込む要因に。鉄欠乏ではこれらがうまく合成されないのです。メンタル低下の原因は鉄不足以外にもありますが、鉄分補給はするほうがいいでしょう。

ちなみに**セロトニン等の合成には、鉄はもちろん、ナイアシン、ビタミンB_6、亜鉛、マグネシウムなども必須です。**鉄と一緒にこれらの栄養素も食事でとるようにしましょう。

今日から始めたい貧血対策

鉄不足を解消するには？

つらい体の不調、じつは鉄不足による貧血が原因…。
それではどんな対策をとるべきか、知っておきましょう。

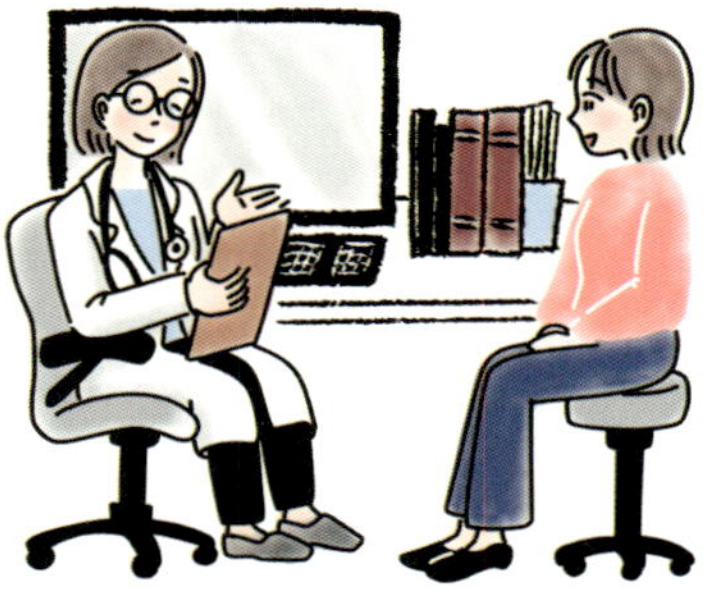

食生活の乱れから貧血に。栄養バランスのいい食事が基本

毎日忙しくて、食事はコンビニのおにぎりやパンなど、ときにはお菓子で済ませがち。または、好き嫌いが多く、肉や魚は食べられない。はたまた、ダイエット中で野菜ばっかり食べている…。このような**栄養バランスが偏った食生活の乱れから、貧血になっている人がとても多いのです。**

「もしかして貧血かも？」と思ったら、重大な病気が隠れていないか、まずは貧血外来や血液内科、または内科で受診を。その結果、貧血の原因が鉄不足であれば食生活を見直しましょう。基本は1日3食、炭水化物・たんぱく質・ビタミンやミネラルなどの栄養バランスがいい食事をとることです。

慢性的に鉄不足の女性が多数。ヘム鉄摂取が大切です

鉄不足には鉄をしっかりとること。これが大切です。厚生労働省が推奨する、成人女性（月経あり）が1日にとりたい鉄量は10・5㎎。しかし、平均約7.5㎎しかとっていないのが実情。しかも、汗や便で、女性は毎月の生理で血液が失われることで鉄がどんどん体外に排出されます。つまり、慢性的に鉄不足の女性がとても多いのです。

鉄分には肉や魚、乳製品に含まれるヘム鉄と、野菜、大豆、海藻などに含まれる非ヘム鉄があります。このうち、**体内に吸収されやすいのはヘム鉄**で、ヘム鉄を含む食品をしっかりとりたいもの。

細胞は毎日入れ替わっていて、赤血球も毎日つくられています。なので、赤血球内で重要な働きをする鉄は、代謝で出ていくことも考えると、毎日とり続けることが大切です。

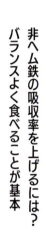

非ヘム鉄の吸収率を上げるには？
バランスよく食べることが基本

もうひとつの鉄分である**非ヘム鉄は体内に吸収されにくいのですが、ビタミンCと一緒に摂取すると吸収率が上がるという性質があります。**そこで、非ヘム鉄を含む野菜、大豆、海藻などを食べるときは、ビタミンCを含む食品を一緒にとるように気をつけてみるといいでしょう。

ビタミンC以外に**たんぱく質も、貧血対策には重要な栄養素**です。たんぱく質は血液をつくるのに不可欠な栄養素で、血液中のヘモグロビンは鉄と結びついて酸素を全身に運搬します。また、**ビタミンB_{12}や葉酸は「造血ビタミン」とも呼ばれ、不足すると貧血になることがあります。**ビタミンB_{12}は肉や魚介に、ビタミンCや葉酸は野菜にも多く含まれていて、要するに肉や魚、卵、乳製品、野菜、大豆製品などいろいろな食品を食べることが重要です。

日常生活で気をつけたいこと。
鉄フライパンを使うのも◎

一方で、鉄吸収を妨げる食べ合わせに注意を。根菜やきのこ、わかめなどに多い**食物繊維をたくさんとりすぎると、腸内の鉄分を排出してしまうことが。**ソーセージやハム、インスタント麺、清涼飲料水などの**加工食品に含まれるリン酸塩も、鉄吸収を阻害**します。**玄米や麦芽に含まれるフィチン酸も鉄を体外に排出**してしまいます。これらは大量にとりすぎないように気をつけたり、鉄分を摂取する食事とのタイミングをずらすなど注意してみましょう。

また、**調理に鉄フライパンをとり入れてみては？**微量ですが、**調理するだけで鉄を摂取できます。**「鉄玉子」という鉄の塊をお湯を沸かすときや汁ものを作るときに入れるだけでも、鉄補給ができます。鉄や大切な栄養を含む料理は、よくかんで食べると消化吸収率が上がります。

貧血改善のために!

とりたい栄養素を含む主な食材

ヘム鉄

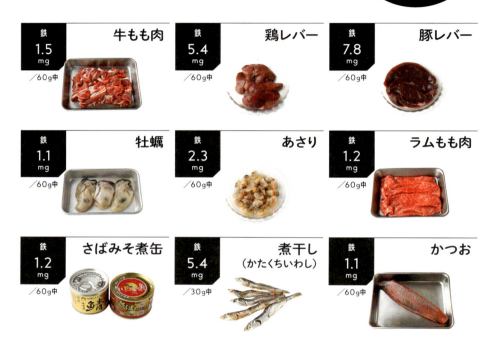

牛もも肉
鉄 1.5mg ／60g中

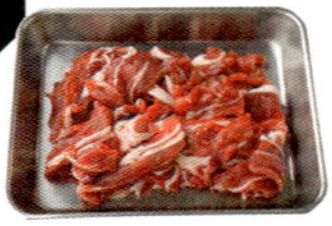

鶏レバー
鉄 5.4mg ／60g中

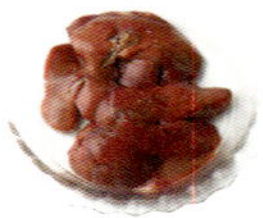

豚レバー
鉄 7.8mg ／60g中

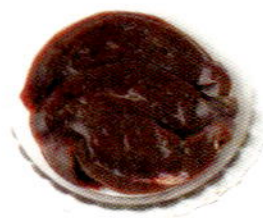

牡蠣
鉄 1.1mg ／60g中

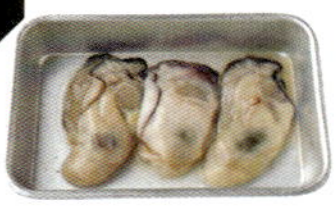

あさり
鉄 2.3mg ／60g中

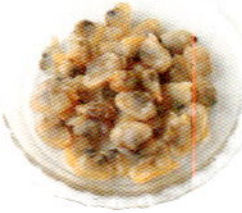

ラムもも肉
鉄 1.2mg ／60g中

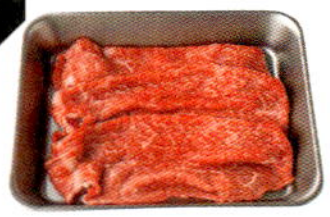

さばみそ煮缶
鉄 1.2mg ／60g中

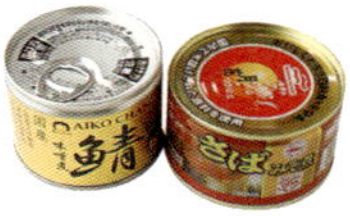

煮干し（かたくちいわし）
鉄 5.4mg ／30g中

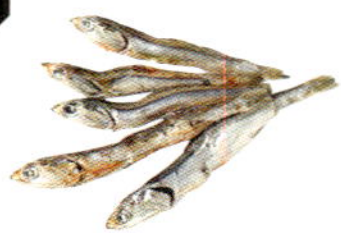

かつお
鉄 1.1mg ／60g中

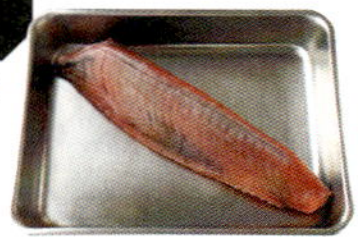

レバーは鉄量トップ！たんぱく質摂取も重要です

鉄不足による貧血対策としての食事では、鉄分を含む食品をとることがまず重要。鉄には「ヘム鉄」「非ヘム鉄」の2種類があり、**ヘム鉄は肉や魚の赤身に含まれていて、吸収されやすいのが特徴。非ヘム鉄に比べると吸収率が5～6倍高い**鉄分です。

上記は、ヘム鉄を含む食材中、身近なものや扱いやすいものを紹介したものです。レバーは断トツでヘム鉄が豊富で、豚レバー、鶏レバー、牛レバーの順に多く含みます。上記以外では赤身の肉やしじみ、まぐろもヘム鉄が多い食品です。

また、肉や魚、大豆食品など**良質なたんぱく質は筋肉だけでなく血液の生成にも不可欠。**動物性たんぱく質は非ヘム鉄の吸収も促進します。ご飯や麺など炭水化物だけで簡単に済ませるのではなく、毎食、たんぱく質もしっかりとりましょう。

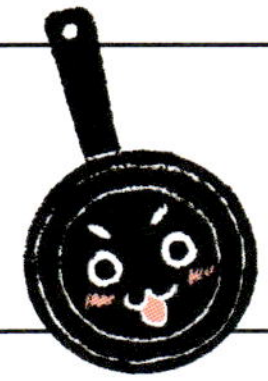

鉄を含むものから鉄の吸収をよくする栄養素が入っているものなど、
身近で扱いやすい食材を紹介しましょう。

非ヘム鉄

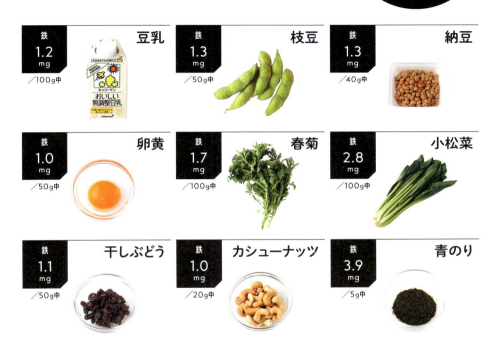

豆乳

鉄 1.2 mg
／100g中

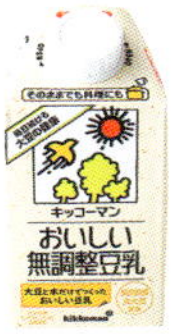

枝豆

鉄 1.3 mg
／50g中

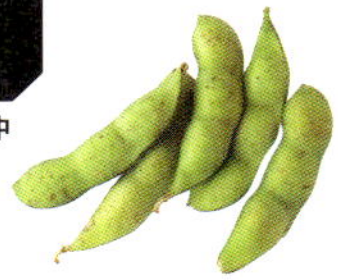

納豆

鉄 1.3 mg
／40g中

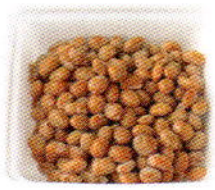

卵黄

鉄 1.0 mg
／50g中

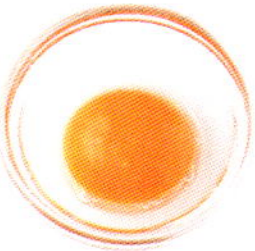

春菊

鉄 1.7 mg
／100g中

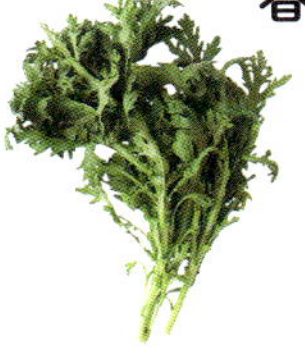

小松菜

鉄 2.8 mg
／100g中

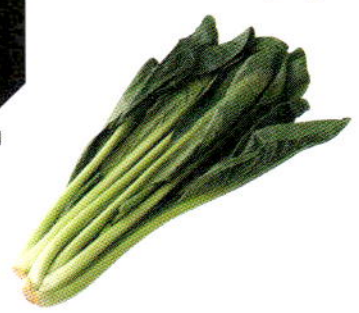

干しぶどう

鉄 1.1 mg
／50g中

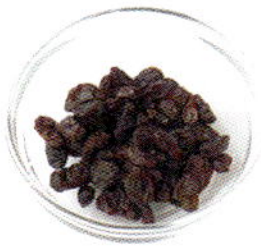

カシューナッツ

鉄 1.0 mg
／20g中

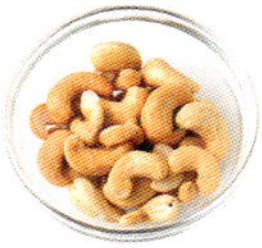

青のり

鉄 3.9 mg
／5g中

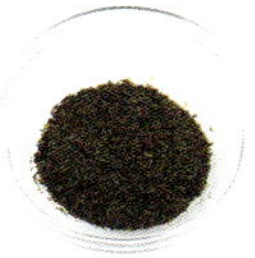

野菜や豆、海藻に多い。ビタミンCで吸収率UP

鉄の吸収率で比較すると、**ヘム鉄が15～20％なのに対して、非ヘム鉄は2～5％と低め。ただし、ビタミンCと一緒に摂取すると吸収率が上がります。**ビタミンCを含む食品とともに調理したり、ビタミンCを含むおかずを添えることで、非ヘム鉄の食品からも鉄分をしっかりとることができるのです。

非ヘム鉄は野菜などに多く含まれています。非ヘム鉄を含む主な食品は、上記のほか、ほうれん草やレンズ豆、パセリ、きな粉、ごまなどもあります。

海藻類では青のりや焼きのり、岩のりは鉄を多く含むので、積極的に毎日の食事にとり入れてみては？

ビタミンC以外にクエン酸も、非ヘム鉄の吸収率を上げてくれます。レモン、梅干し、酢などに含まれていて疲労回復にも効果が。

ビタミンC

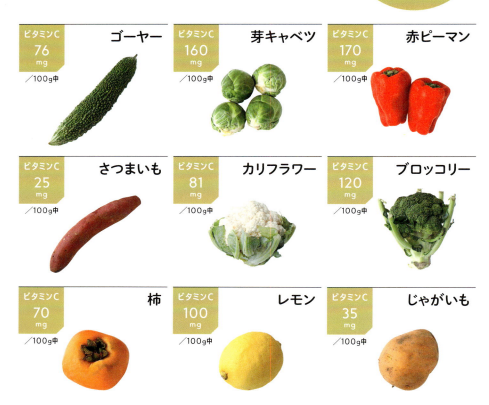

ゴーヤー
ビタミンC 76 mg ／100g中

芽キャベツ
ビタミンC 160 mg ／100g中

赤ピーマン
ビタミンC 170 mg ／100g中

さつまいも
ビタミンC 25 mg ／100g中

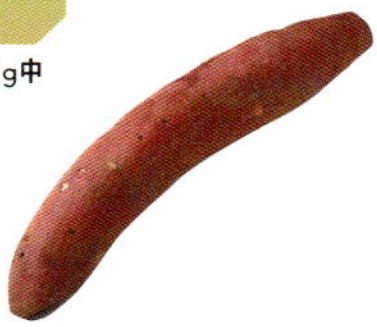

カリフラワー
ビタミンC 81 mg ／100g中

ブロッコリー
ビタミンC 120 mg ／100g中

柿
ビタミンC 70 mg ／100g中

レモン
ビタミンC 100 mg ／100g中

じゃがいも
ビタミンC 35 mg ／100g中

非ヘム鉄の吸収率を上げて鉄摂取をパワーアップ

ビタミンCは、吸収しにくい非ヘム鉄を体内でヘム鉄に変換して、吸収しやすくしてくれる働きがあります。食事で鉄を摂取したいと思っている人には、非ヘム鉄と合わせて積極的にとってほしい栄養素です。

上記のほか、赤パプリカやさやえんどう、いちご、キウイフルーツ、ネーブルなどもビタミンCが豊富。

調理中に鉄フライパンから溶け出る鉄は非ヘム鉄なので、調理の際、ビタミンC食材を加えると効果的。

また、ビタミンCには免疫力向上、ストレスや風邪などに対する抵抗力増、皮膚や血管組織の形成や成長、修復、動脈硬化やがんの予防などの効果もあります。ビタミンCは水溶性で熱に弱い性質がありますが、じゃがいもはでんぷんがビタミンCを熱から守るため、ビタミンCを摂取しやすいという利点があります。

ビタミンB_{12}　葉酸

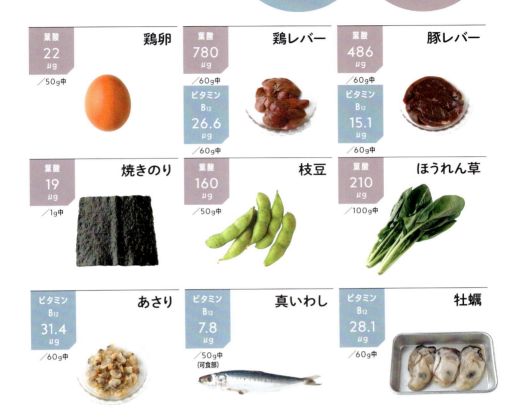

鶏卵
葉酸 22μg／50g中

鶏レバー
葉酸 780μg／60g中

ビタミンB_{12} 26.6μg／60g中

豚レバー
葉酸 486μg／60g中

ビタミンB_{12} 15.1μg／60g中

焼きのり
葉酸 19μg／1g中

枝豆
葉酸 160μg／50g中

ほうれん草
葉酸 210μg／100g中

あさり
ビタミンB_{12} 31.4μg／60g中

真いわし
ビタミンB_{12} 7.8μg／50g中（可食部）

牡蠣
ビタミンB_{12} 28.1μg／60g中

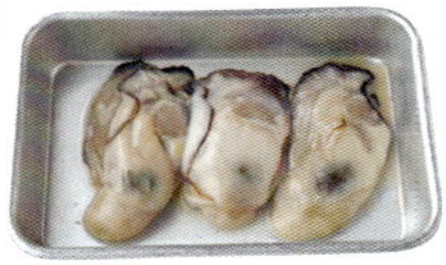

「造血ビタミン」とも呼ばれ、不足するとめまいや息切れが

ビタミンB群に含まれる葉酸とビタミンB_{12}は赤血球の生成に不可欠なため、「造血ビタミン」とも呼ばれている栄養素。これらが不足すると正常な赤血球がつくられず、巨赤芽球性貧血になってしまうおそれがあります。

葉酸は、細胞を新しくつくる際に不可欠。とくに胎児の脳や脊髄の発達に重要な役割があるため、妊産婦はしっかりとりたいもの。上記のほか、牛レバーやブロッコリー、春菊、いちごなどにも含まれています。

ビタミンB_{12}は、上記のほか牛レバー、しじみ、牛乳など、またしょうゆ、みそ、納豆などの発酵食品にも含まれています。1日に必要な摂取量は微量なので、和食を中心とした肉・魚介・野菜・豆などの栄養バランスのとれた食事を意識してみるといいでしょう。

貧血対策は日々の〝チリ積も〟から

鉄フライパンで鉄分補給を!

昭和のころまでは多くの家庭で使われていた鉄フライパン。
近ごろ、そのよさを見直す人たちも増えているようです。

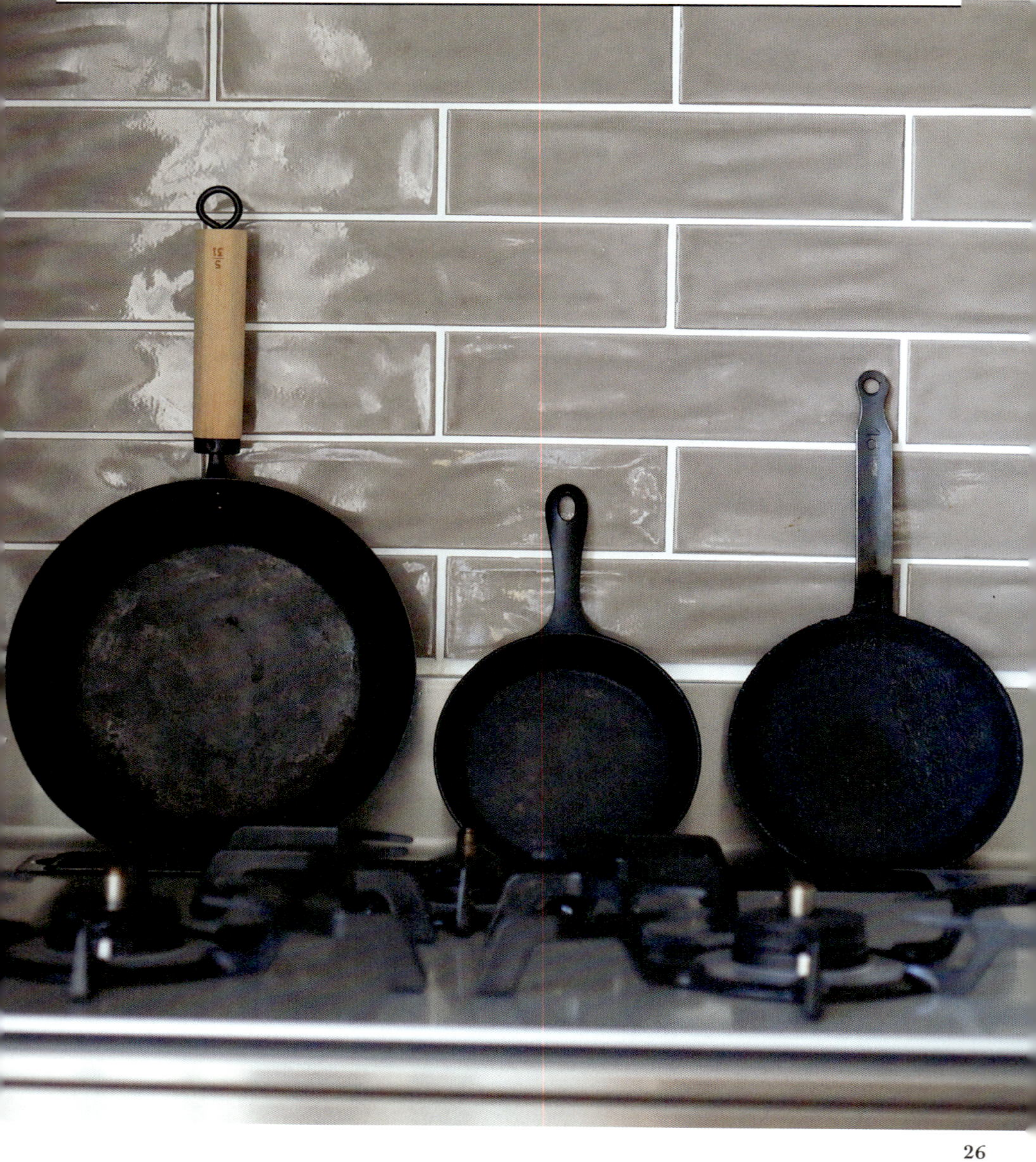

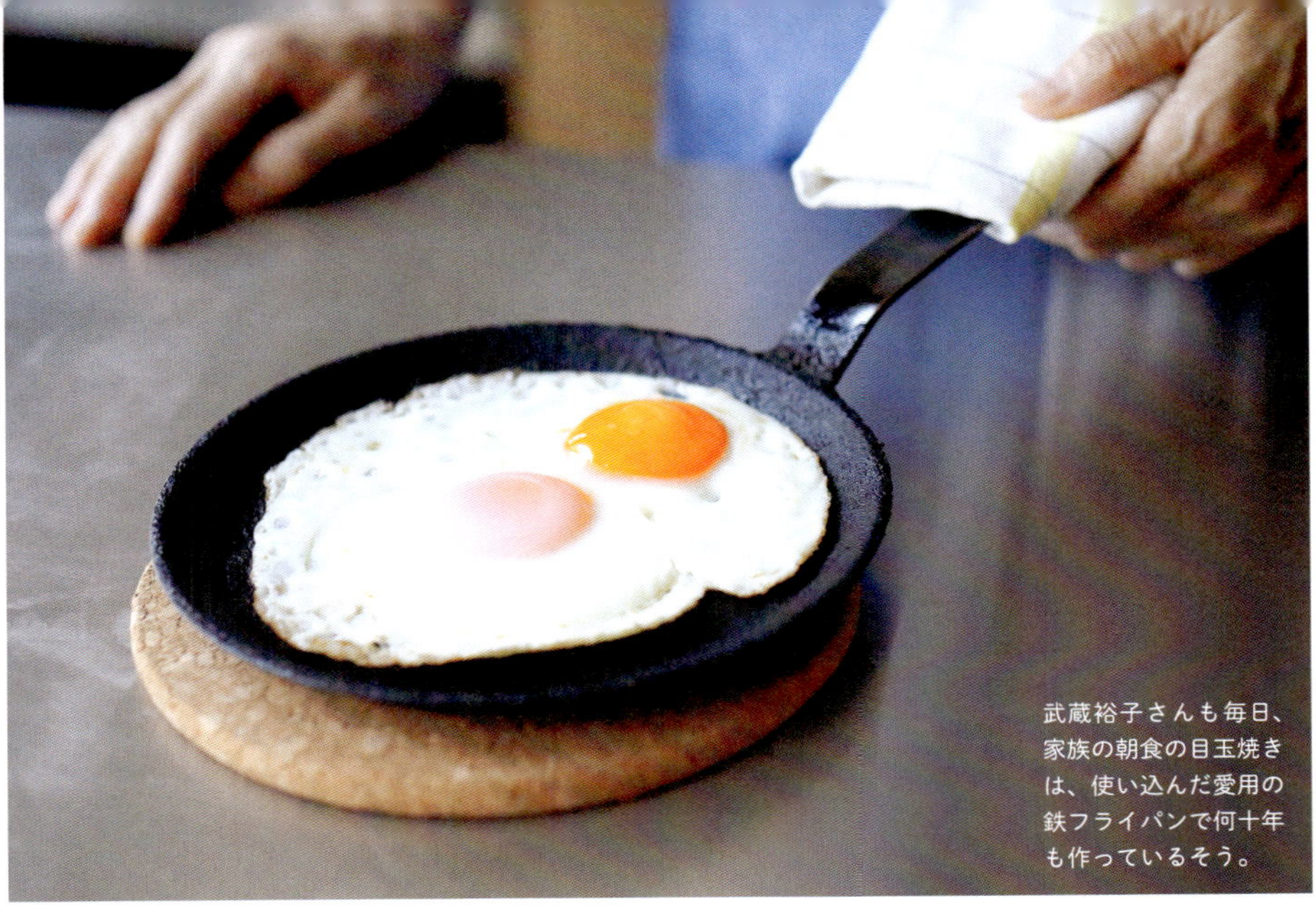

武蔵裕子さんも毎日、家族の朝食の目玉焼きは、使い込んだ愛用の鉄フライパンで何十年も作っているそう。

鉄製調理器具で鉄分はどれぐらい摂取できる？

鉄製の小鍋でみそ汁を作ったとき、どれくらいの鉄が溶け出るのか、実験結果を紹介しましょう（藤田金属株式会社調べ）。

検査方法　ガラス製の鍋と、鉄製の「今日を元気にするお味噌汁パン」（藤田金属／口径16㎝、深さ８㎝）を用意。それぞれ、600mℓの水を入れて60gのみそを溶き入れ、沸騰後5分加熱し、そのまま120分放置。

結果　ガラス製の鍋で作ったものよりも、鉄製の「今日を元気にするお味噌汁パン」で作ったもののほうが、39mg多く鉄分が溶け出していました。みそ汁1杯分（約150mℓ）では鉄量約9.7mg。

成人女性の鉄の摂取推奨量（1日あたり）＝10.5mg
（月経ありの場合）

鉄フライパンで焼いたり炒めたりした場合は、鉄の摂取量はもっと少なくなって微量であると考えられますが、それでも調理するだけで少しでも鉄をとれるのは嬉しいこと。酸味のある食材や調味料で調理すると、料理の鉄量が増えるというデータもあります。

調理するだけで、微量ながらも非ヘム鉄を摂取できる！

包丁や鍋などと並んで身近な調理器具であるフライパン。もともとは主流派を占めていた鉄フライパンが、50年ほど前に日本に登場したフッ素樹脂加工のフライパンにとってかわられ、今では鉄フライパンを使っている家庭は少数派のようです。

でも、鉄フライパンを貧血対策の観点から見ると、そこには利点が。

鉄フライパンで調理すると料理に鉄が溶け出ます。その量はごく微量なので、鉄フライパンを使うことで劇的に鉄をとれるわけではありませんが、日常的に使用することで〝チリ積も〟的に鉄を摂取することができるのです。鉄鍋や鉄瓶で湯などを沸かすと、鉄が溶け出るというデータも。

また、鉄フライパンで酸味のあるものを調理すると、溶け出る鉄の量が多くなります。

※鉄製調理器具での調理後は、完成した料理は速やかに器や別の容器に移しましょう。入れたままにしておくとサビの原因になったり、鉄のにおいが料理に移り、味が落ちてしまうことがあります。

鉄フライパンを使ってみませんか?

重い、お手入れが面倒そう、扱いにくそう…。
そんなイメージを持たれがちな鉄フライパン、
じつはこんな特長があるのです。

鉄フライパンで 調理すると おいしい

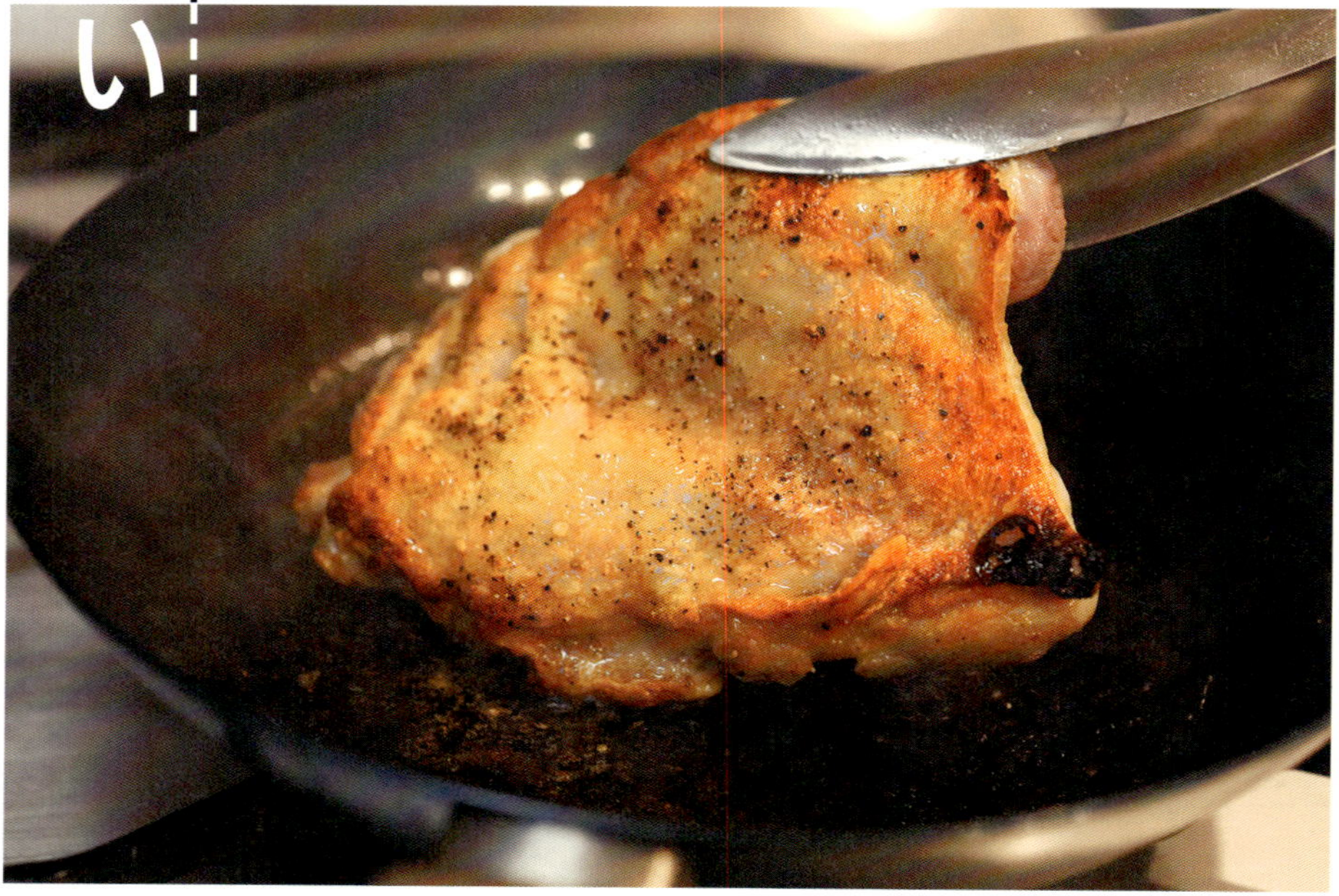

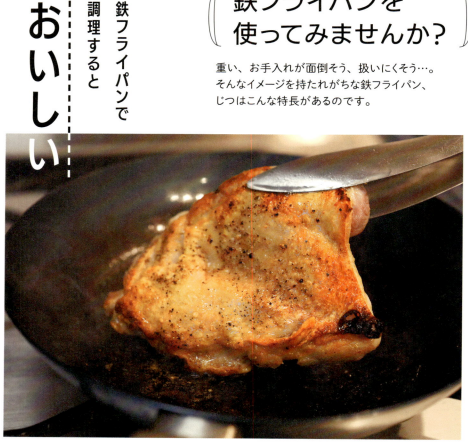

塩、こしょうをふった鶏もも肉を、皮から焼く。焼き色がつくまで強めの中火で焦らずじっくり焼くのがコツ。

油を入れてしっかり熱した鉄フライパンで焼いた鶏肉は、絶品のおいしさ！ 皮目にこんがりと焼き色がついたら上下を返し、じっくりと焼いて中まで火を通したら、チキンソテーのできあがり。皮はパリッと香ばしく、肉はやわらかくジューシーな最高のおいしさです。

鉄フライパンは板厚が厚くなるほど蓄熱性が高くなり、分厚いかたまり肉を焼くと、絶妙の焼き具合で肉のうま味を引き出します。肉だけでなく魚や野菜なども、シンプルにソテーするだけで絶品の一皿に！

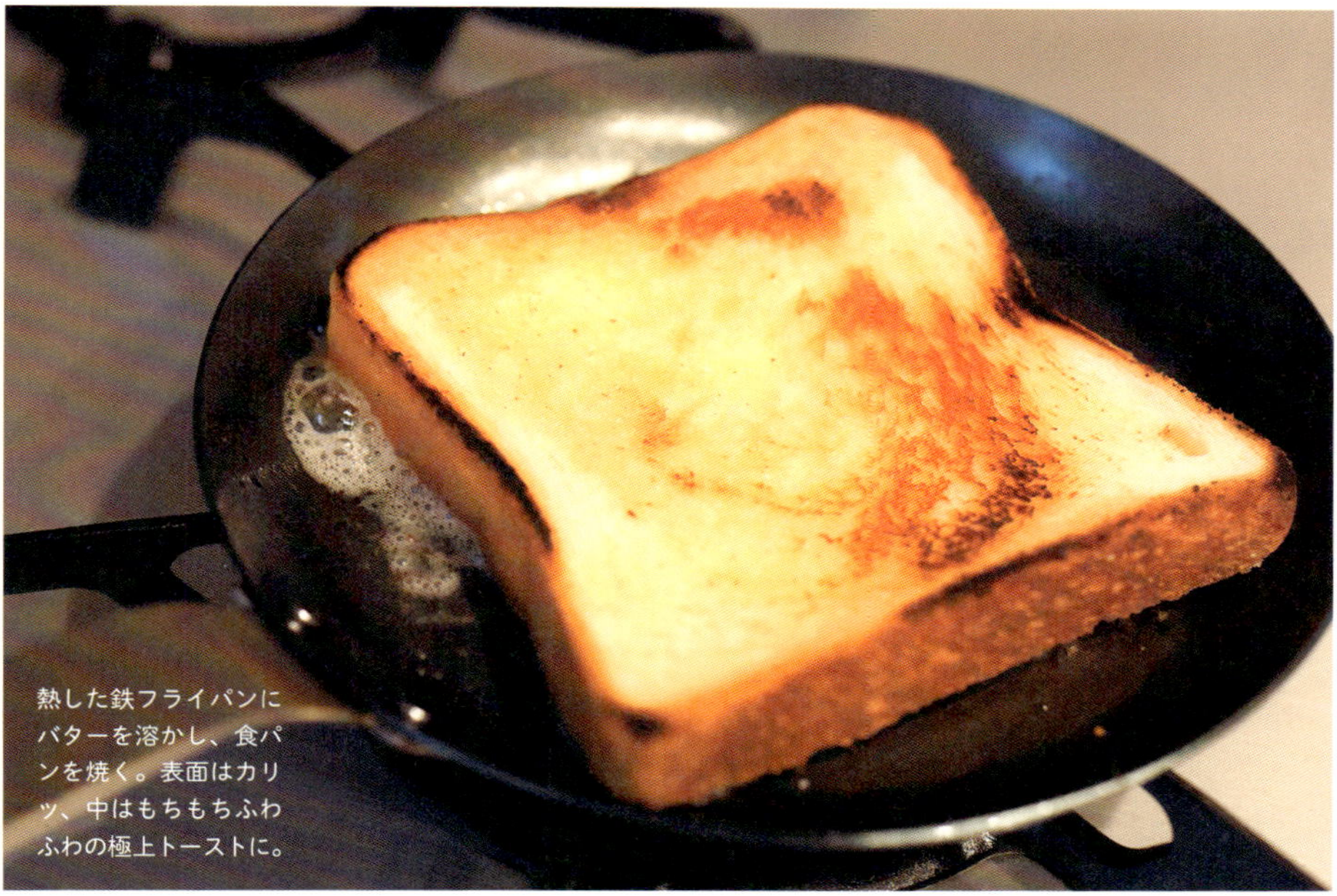

熱した鉄フライパンにバターを溶かし、食パンを焼く。表面はカリッ、中はもちもちふわふわの極上トーストに。

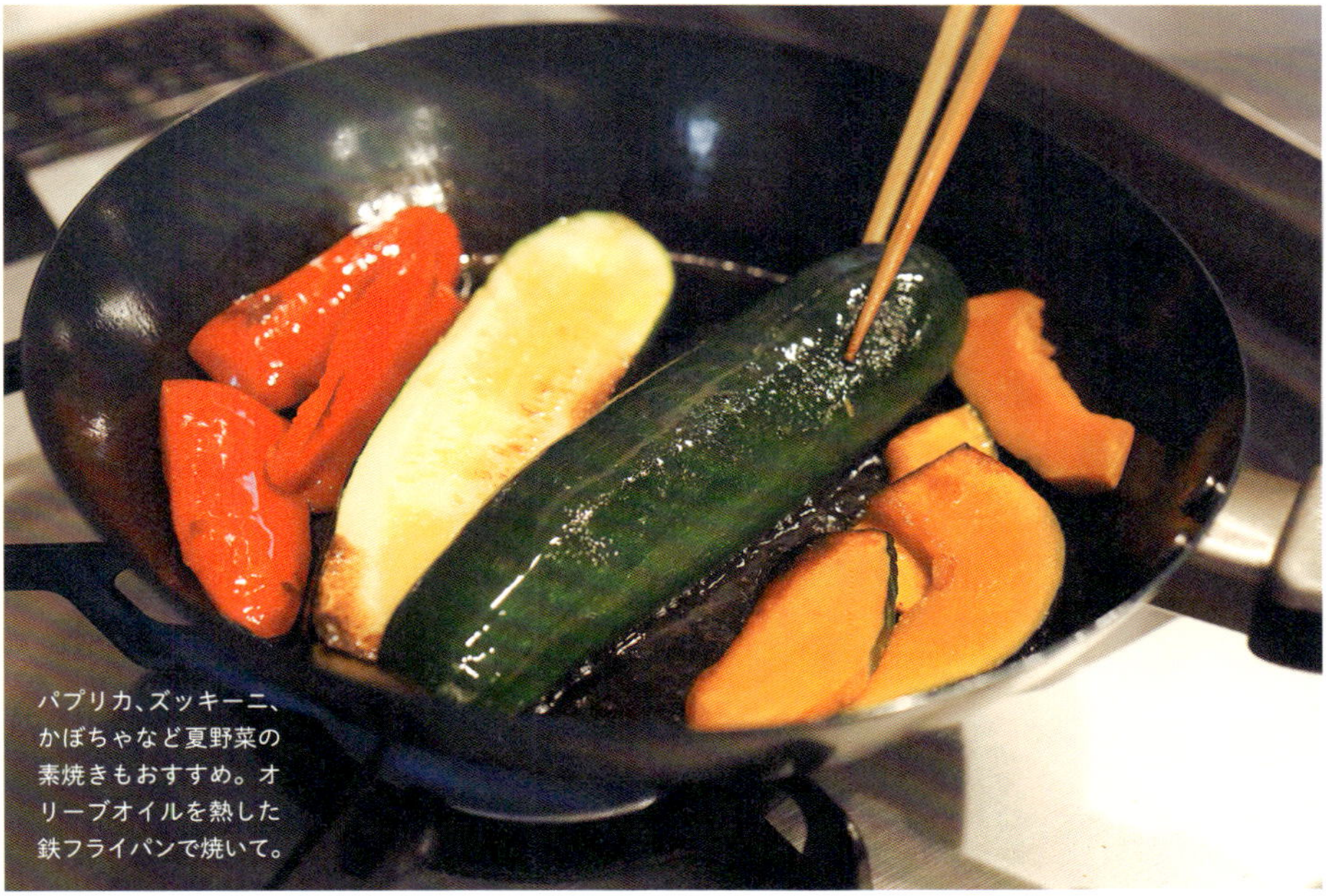

パプリカ、ズッキーニ、かぼちゃなど夏野菜の素焼きもおすすめ。オリーブオイルを熱した鉄フライパンで焼いて。

鉄フライパンは意外と軽い

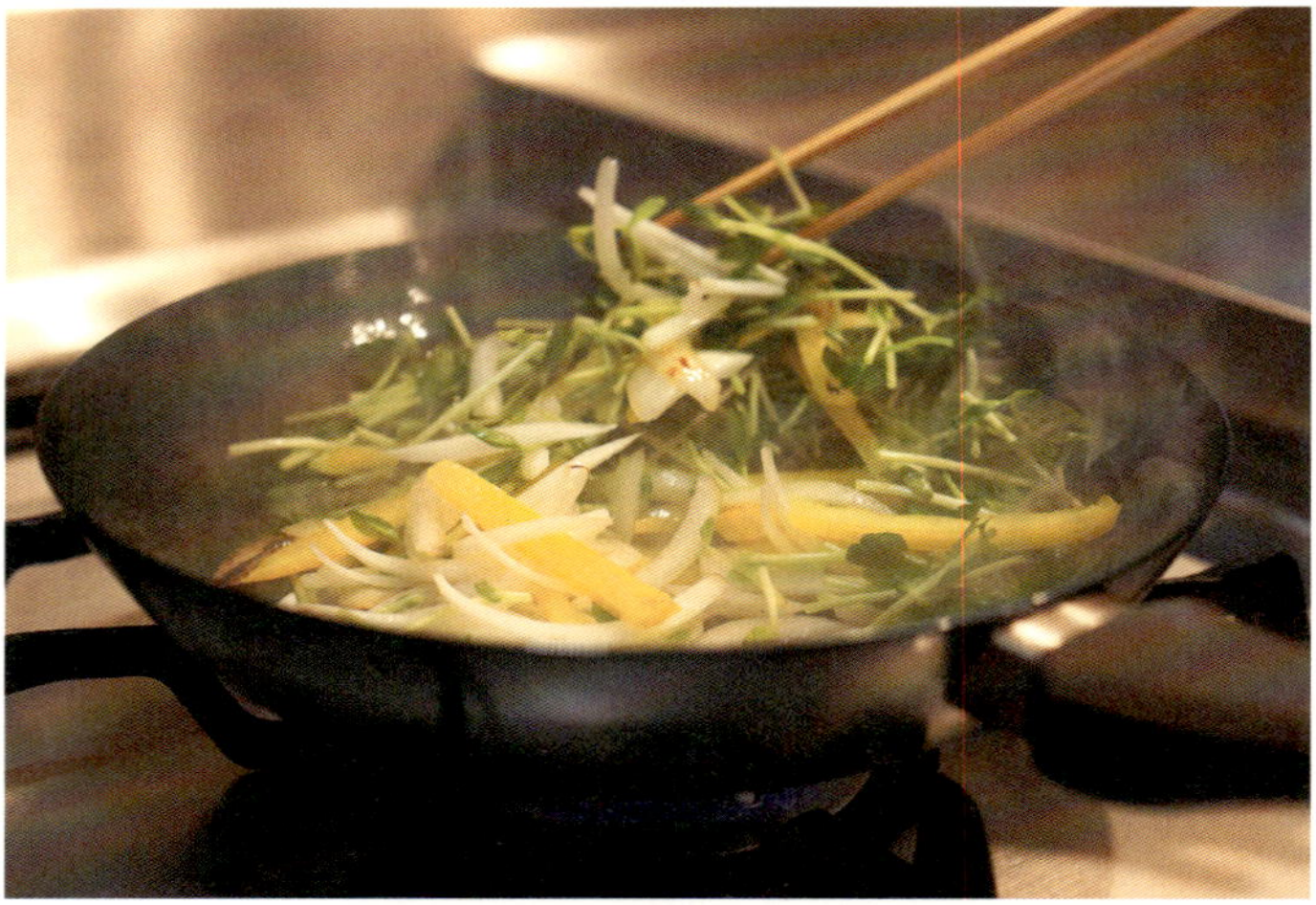

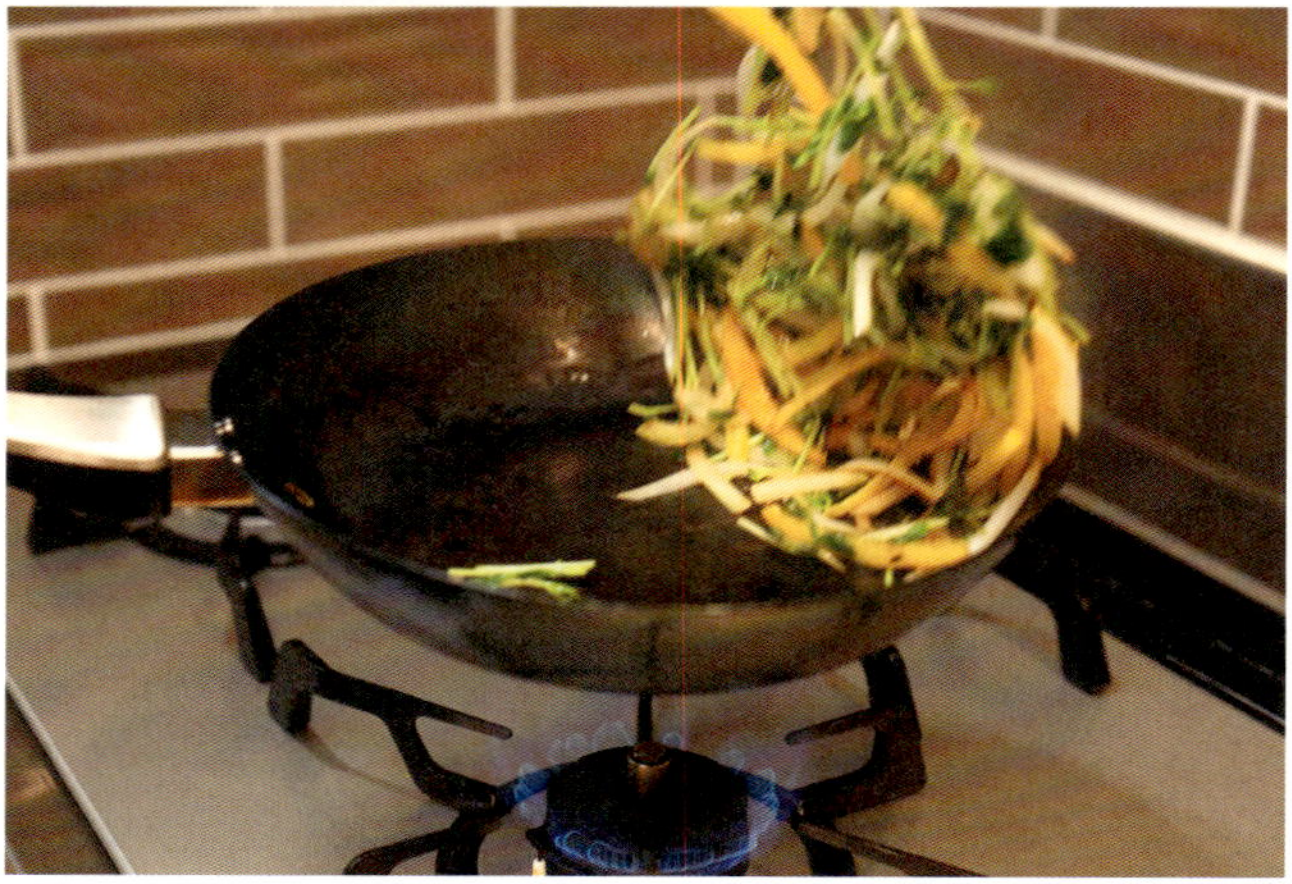

しっかり熱した鉄フライパンで野菜を炒めると水が出にくく、シャキシャキッとおいしい野菜炒めに。

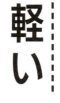

「鉄フライパンは重くて使いづらい」という理由から敬遠している人、多いのではないでしょうか？　でも、意外と軽いものもあるのをご存じですか？　なかには、フッ素樹脂加工フライパンと変わらないくらい軽いものもあり、炒めものを作る際、片手であおるのもラクラク。鉄板が薄くなればなるほど重さは軽くなり、逆に蓄熱性が高く肉などをじっくり焼くのに適した厚めの鉄フライパンは重くなります。お好みで選んでみてはいかがでしょうか？

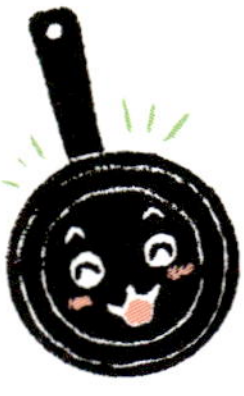

鉄フライパンはキズを気にせず使えて タフ

チャーハンや炒めものを加熱調理する際、鉄フライパンならお玉やへらでガンガン混ぜてもOK。キズをつける心配がなく、ストレスフリーで調理ができます。調理前に油をひいて予熱するときも、強火でしっかり熱することができ、料理の仕上がりにも違いが。

焦げやこびりつきを洗うとき、たわしでゴシゴシこすっても問題なし。木製の持ち手などが傷むことはあっても、基本的に頑丈な鉄フライパンは一生ものです（持ち手が交換可能な商品もあり）。長年使い込むうちに手になじんで、愛着が湧いてきそうです。

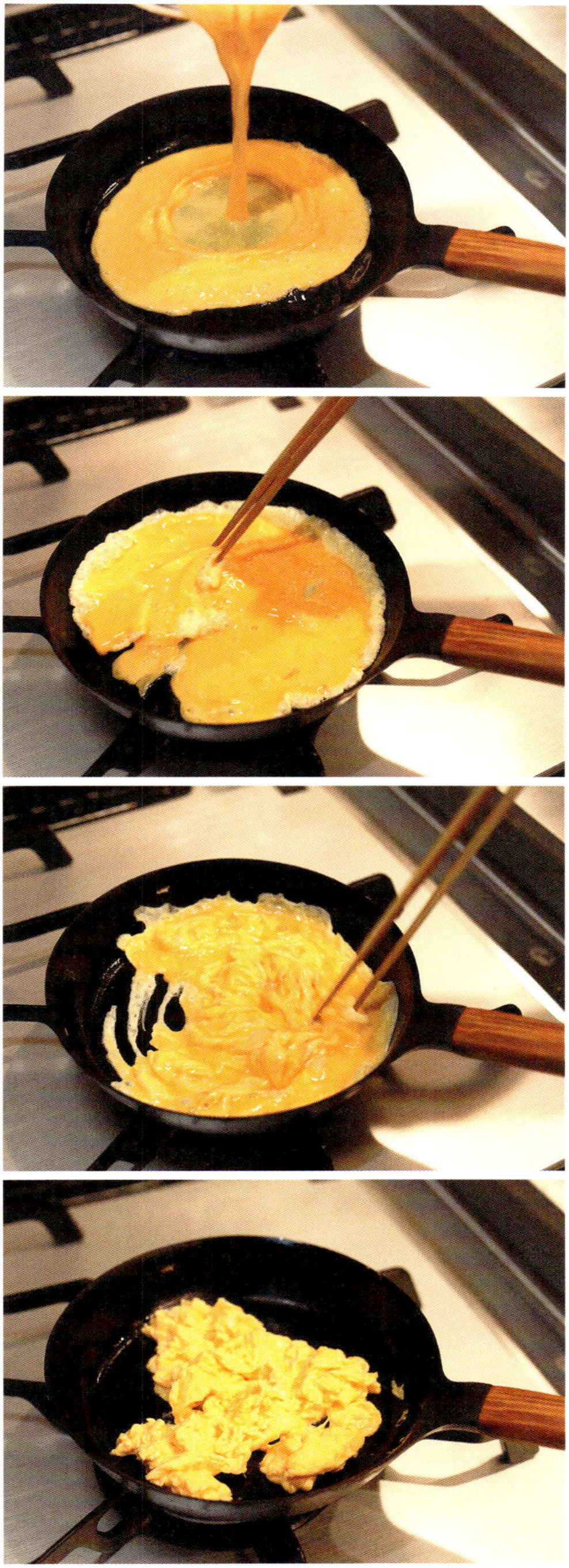

スクランブルエッグを作る際、菜箸でガシガシかき混ぜても、鉄フライパンならキズをつける心配がない。

鉄フライパンができるまで

鉄フライパンはどのようにつくられているのでしょうか？　鉄フライパンをつくる工場で、製造工程を見せてもらいました。

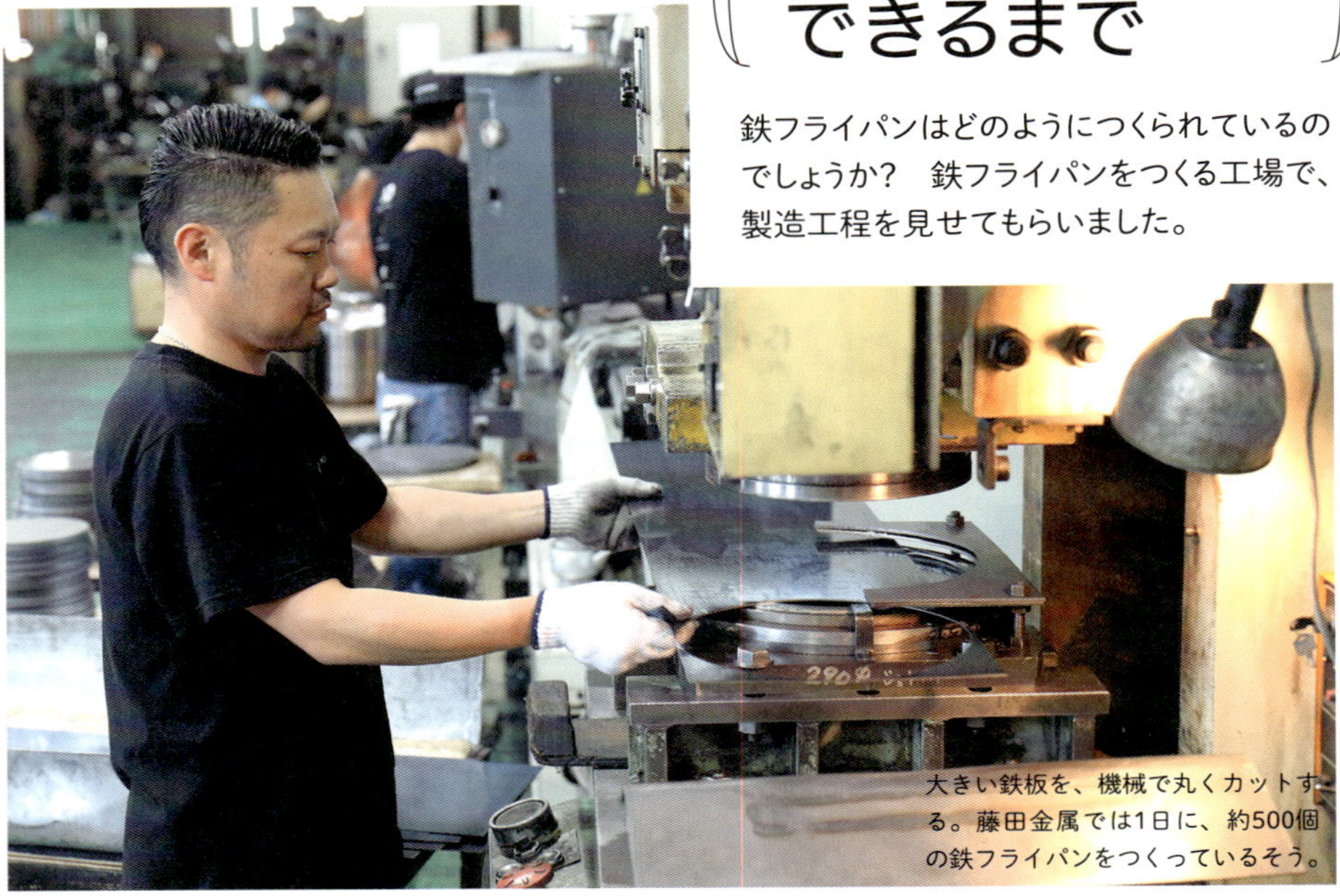

大きい鉄板を、機械で丸くカットする。藤田金属では1日に、約500個の鉄フライパンをつくっているそう。

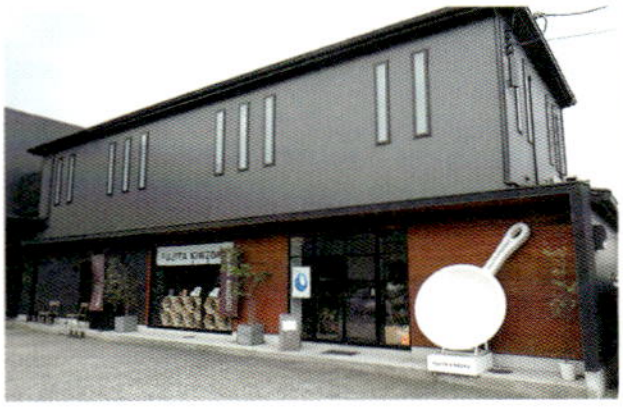

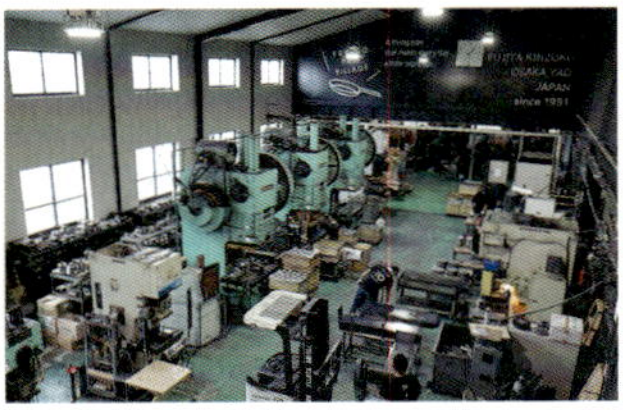

大阪府八尾市にある藤田金属。工場の2階にショップが併設されていて、購入も可。ショップから工場の様子を見学することができる。

中止していた鉄フライパン製造を、消費者の声から再開

創業74年の藤田金属株式会社。設立初期には鉄フライパンをつくっていたそうですが、フッ素樹脂加工のフライパンが出回り始めて、長らく鉄フライパン製造をやめていたそう。その後、15年ほど前に出展した国内の見本市を契機に、現社長の藤田盛一郎さんが鉄フライパンづくりを復活させ、現在では鉄製調理器具などの製造・販売を行っています。

藤田さんによると「鉄フライパンをつくっていないのかと問い合わせをよくいただき、製造を再開することに。最近、鉄フライパンに興味を持つ方が増えてきているように思いますね。パリで展示会を行ったときはわが社の鉄フライパンが一般的な海外製よりも軽くて、注目されました」。

健康のために鉄分摂取を期待して、鉄フライパンや鉄製の小鍋を購入する人も多いそうです。

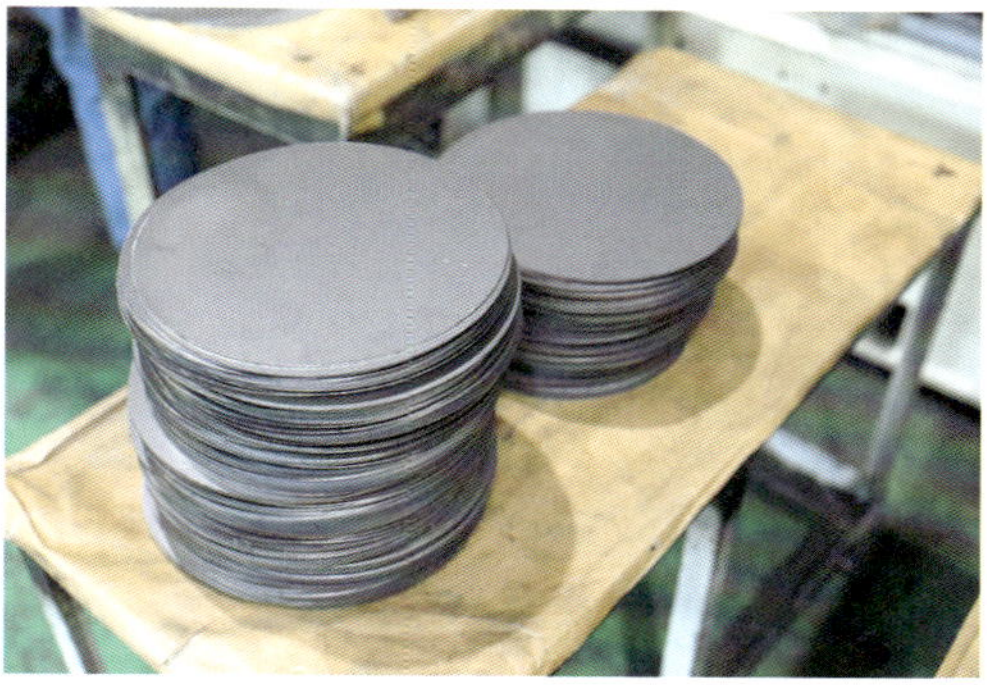

丸くカットした鉄板は、厚さや大きさがいろいろ。この1枚の鉄板から、フライパンがつくられる。

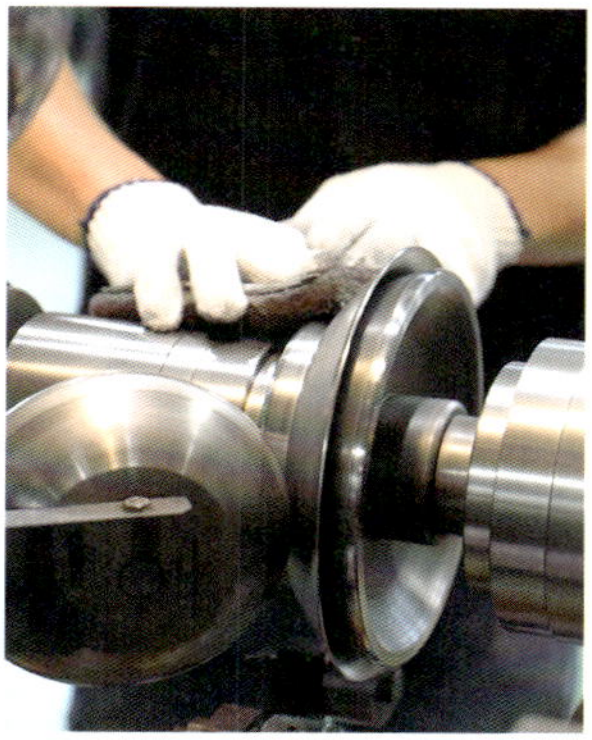

丸い鉄板を回転する型に沿わせて側面を立ち上げる、へら絞り加工。1枚ずつ手で作業する。迅速に美しく成形するには、経験から得た感覚が必要になる。

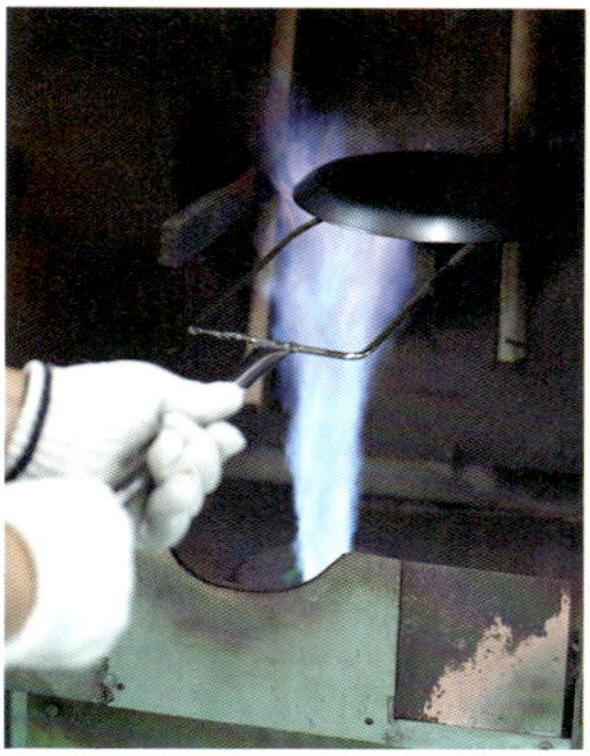

お客さんから空焼き・油ならしについての問い合わせが多かったことから、工場でこの２つの工程を済ませた状態で出荷することに。

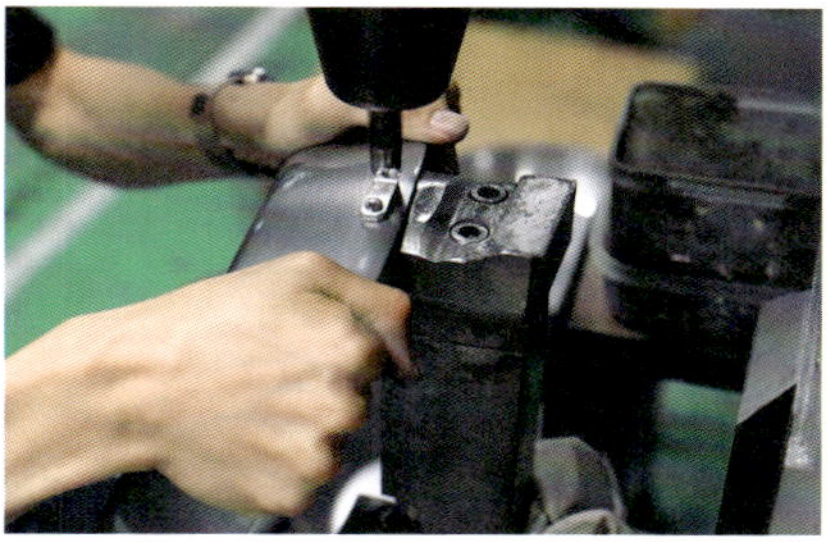

本体に持ち手を取り付けて完成。藤田金属では金型もつくるため、さまざまなサイズのフライパンをつくれるそう。

空焼き・油ならしを済ませて出荷。消費者の要望に合わせ製品づくり

　鉄フライパンの製造は、まず鉄板を丸くカットし、１枚ずつ機械で側面を立ち上げていきます。これは「へら絞り」と呼ばれる工程。「プレス加工と違い、底面よりも側面を薄く仕上げることが可能に。底面は蓄熱性の高い厚めでありながら側面は薄く、全体が均一に厚いフライパンより２割ほど軽くできます」（藤田さん）

　そのあと、成形した鉄板を約７００℃になるまでバーナーで焼く「ハードテンパー加工」を。「これはわが社の特徴的な工程で、空焼き・油ならしを済ませた状態で出荷するので、ご家庭に鉄フライパンが届いたら水洗いだけですぐに使い始められます」（藤田さん）。サビ予防に食用オリーブオイルを塗ったら、取っ手をつけて完成。１枚の鉄板からつくられるフライパンですが、使いやすさを考えた工夫がありました。

鉄フライパン＆鉄製調理器具の種類

「鉄フライパンを使ってみようかな」と思ったら、まずは自分が使いやすいものや、生活に合ったものを選ぶのがおすすめです。

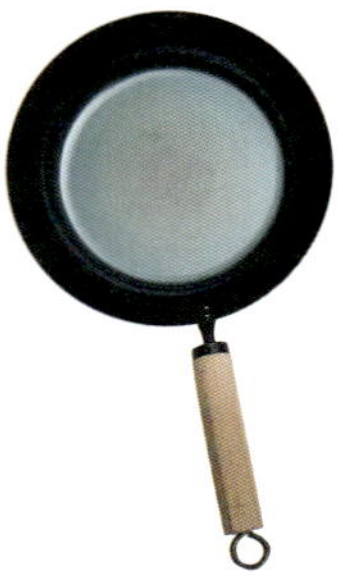

鉄板の厚み1㎜と非常に薄く、直径26㎝で重さ694gと驚きの軽さ／藤田金属「元気じゃない日の、フライパン」

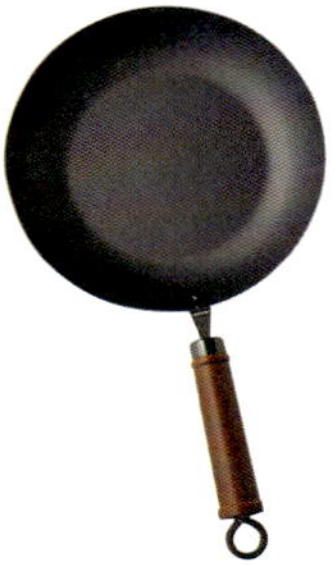

表面にごく薄い窒素膜を作ってさびにくくする窒化加工が施されている。空焼き不要。値段は高め／スタッフ私物

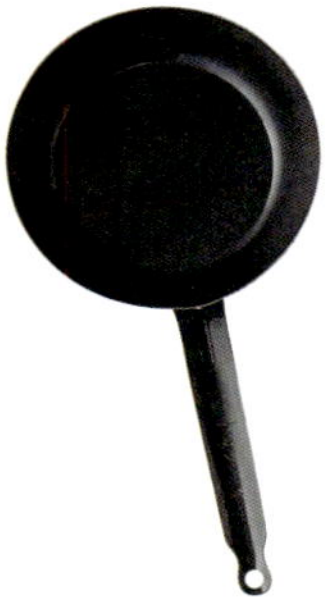

洋食店などで昔からよく使われているタイプ。塗装を落とすために空焼きが必要。比較的安価／スタッフ私物

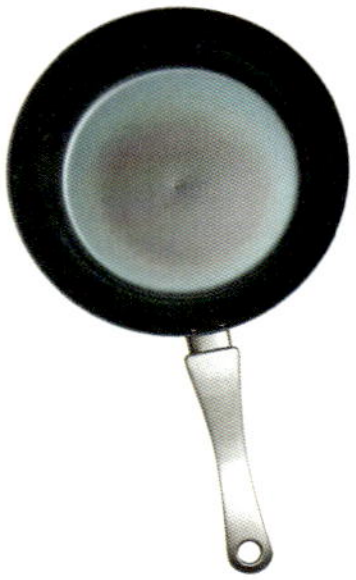

ハードテンパー加工により、空焼き・油ならし済みなので、水洗い後すぐに使用可／藤田金属「GARTEN」

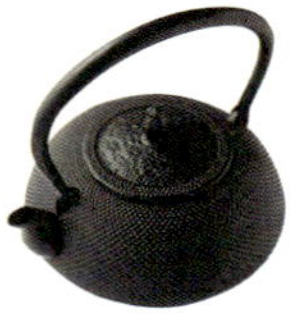

茶道で使われてきた鉄瓶。沸かしたお湯には鉄が溶け出ていて、使ううちにお湯がまろやかに／スタッフ私物

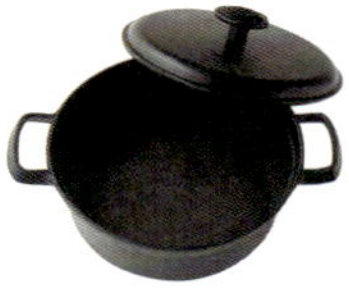

煮込み料理は蓄熱性の高い鉄鍋で。弱火でコトコト煮ると肉もほろほろ。ご飯もおいしく炊ける／武蔵さん私物

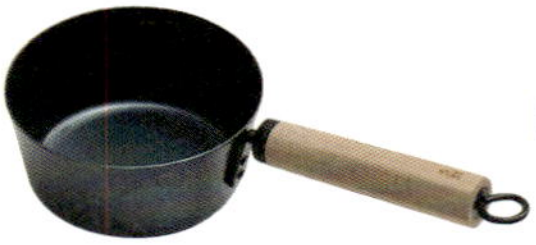

ハードテンパー加工を施した鉄製の小鍋。汁もの料理にぴったり／藤田金属「今日を元気にするお味噌汁パン」

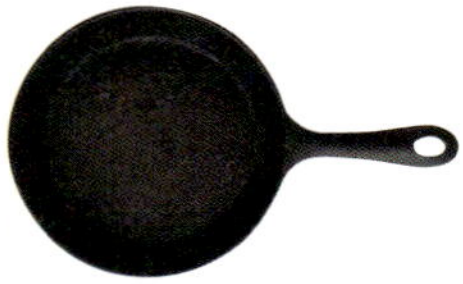

スキレットは鉄板が厚くて蓄熱性が高く、小さめならオーブンにも入れられて料理の幅が広がる／武蔵さん私物

サビ止め塗装の有無など鉄フライパンにも種類が

ひと口に鉄フライパンと言っても、いろいろなタイプがあります。とくにサビ止め塗装の有無などにより、購入後のお手入れに違いがあります。

鉄板のサビ止めのために塗られた塗布剤は食品衛生検査を通ったものなので人体には無害で、加熱調理を繰り返すうちにだんだんはがれてもいきます。ただ、口に入るのは抵抗を感じる人は多いし、そのままだと油なじみも悪いので、使用前に空焼きをして落とすのが一般的。一方、IHヒーターでは空焼きが難しく、最近では空焼き不要のものも登場。

また、フライパン以外にも鉄製の調理器具はいろいろあります。鉄フライパンや鉄製調理器具を日常にとり入れることで、日々、わずかながらでも鉄を摂取することができます。好みのものや自身の生活に合うものがあれば、とり入れてみては？

鉄フライパンの上手な使い方

鉄フライパンでおいしく調理するためのお手入れ法を紹介します。
使い勝手のいいフライパンに育てていくのも楽しい！

調理後

①たわしでこする

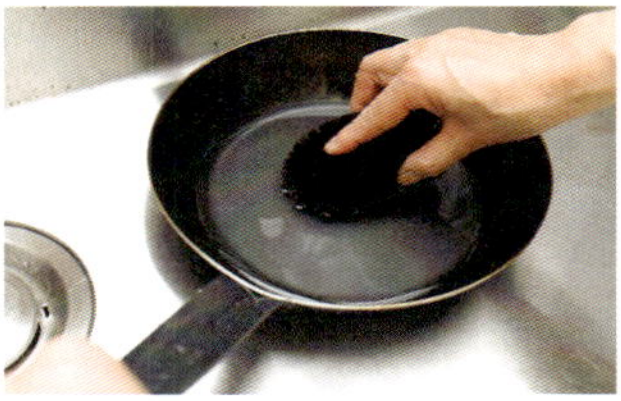

たわしやささらで全体をこする。こびりつきは金属たわしを使ってもOK。油分が落ちるので、洗剤は使わずに。

②お湯で洗い流す

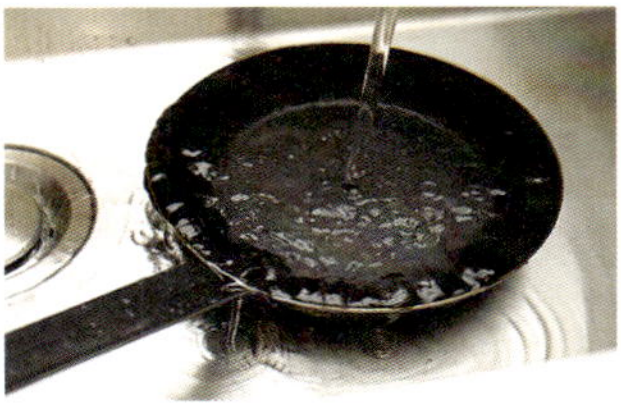

水よりもお湯で洗い流すほうが、余分な油分が落ちるのでベター。持ち手も洗っておく。

③火にかけて乾かし、油を薄く塗る

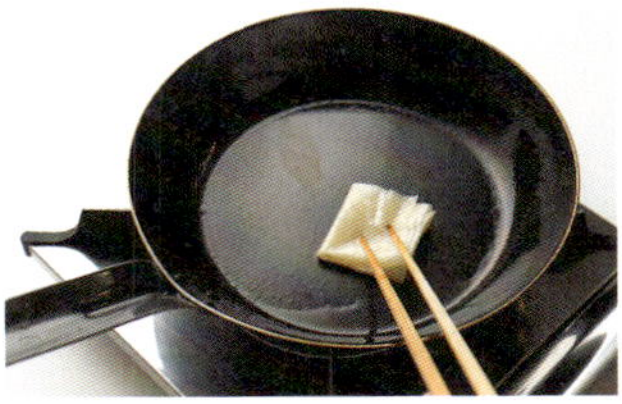

火にかけて熱し、水分が飛んで乾いたら、サビ予防のために植物油をキッチンペーパーなどで薄く塗る。

使い始め

①焼きつける

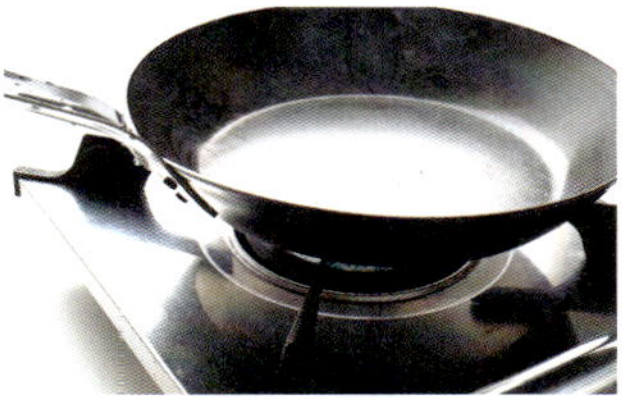

サビ止め塗装がついているものは強火で表面のつやがなくなるまで空焼きをし、冷めたら金属たわしでこすり洗いをする。

②油ならしをする

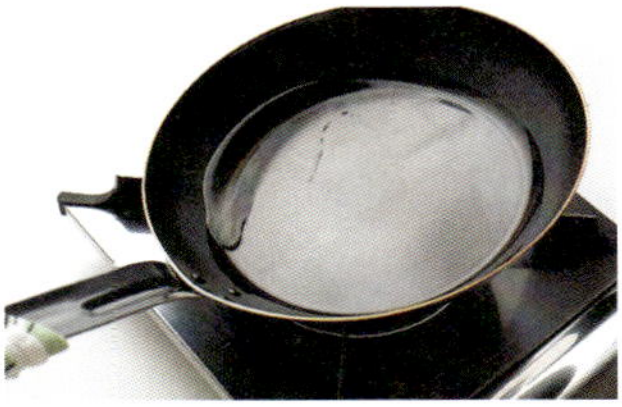

植物油を多めに入れて加熱し、鉄フライパン内全体に行き渡らせて、油をなじませる。その後、余分な油をふきとる。

調理前

油を入れてしっかり熱する

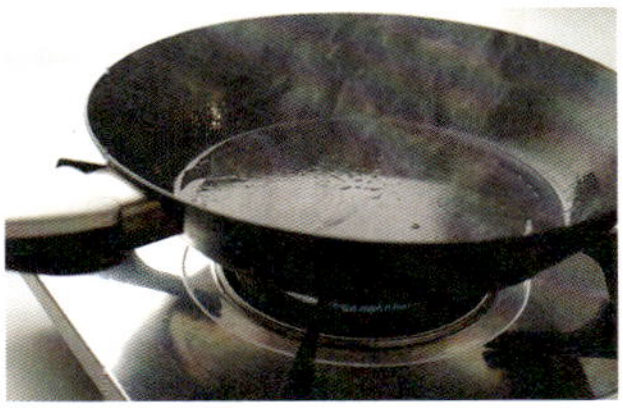

低温のところに肉や卵などを入れて焼いたり炒めたりすると、こびりつきやすい。逆によく熱するとこびりつきにくい。

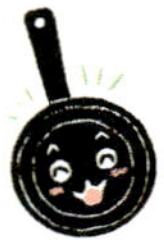

調理を始める前に

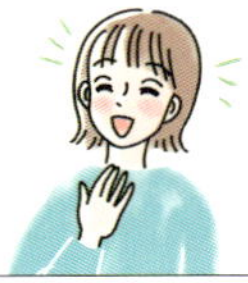

レシピの決まり

・小さじ1＝5mℓ、大さじ1＝15mℓ、1カップ＝200mℓです。
・フライパンは、口径26cm、深さ5.5cmの鉄フライパンを使用しています。
・電子レンジの加熱時間は600Wを基準にしています。
500Wなら1.2倍の加熱時間にしてください。
機種によって差があるので、様子を見て加減してください。

レシピの見方

・本書では、鉄分豊富な「ヘム鉄」「非ヘム鉄」、
非ヘム鉄の吸収率を上げる「ビタミンC」、
貧血対策に効果的な「ビタミンB_{12}」「葉酸」を含む食材を積極的に
とり入れたメニューを掲載しています。

・各材料表中、上記の各栄養素を多く含む食材名には、
それぞれ色をつけています。

ヘム鉄を多く含む食材…赤色
非ヘム鉄を多く含む食材…ピンク色
ビタミンCを多く含む食材…黄色
ビタミンB_{12}や葉酸を多く含む食材…緑色

・各メニューに、食材1人分または全量に含まれる鉄分量を
掲載しています。

1人分
鉄分量
0.0mg

・全品、フライパンで調理するレシピになっています。
鉄フライパンで調理すると、微量ではありますが、
鉄がプラスされることが期待できます。

Part 2

鉄や貧血に効果的な栄養がとれる!

鉄フライパンレシピ

鉄不足による貧血では、とにかく鉄摂取が大事。
そこで、鉄や、貧血対策に効果的な栄養素を含む
簡単おいしいレシピをご紹介！　すべて、プラスαで
鉄をとれる、鉄フライパンでの調理がおすすめです。

貧血対策cookingのポイントは？

鉄分を含む食材をプラス！

鉄不足を改善するには、とにかく鉄分補給が大事。とはいえ、特別なことをしなくても、いつものメニューにちょこっとプラスでOK！

鶏レバーをプラス！

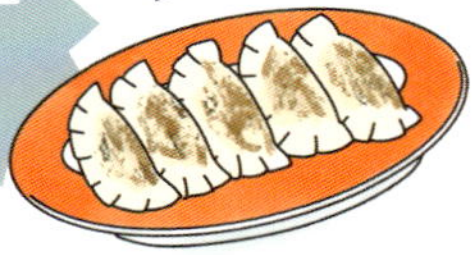

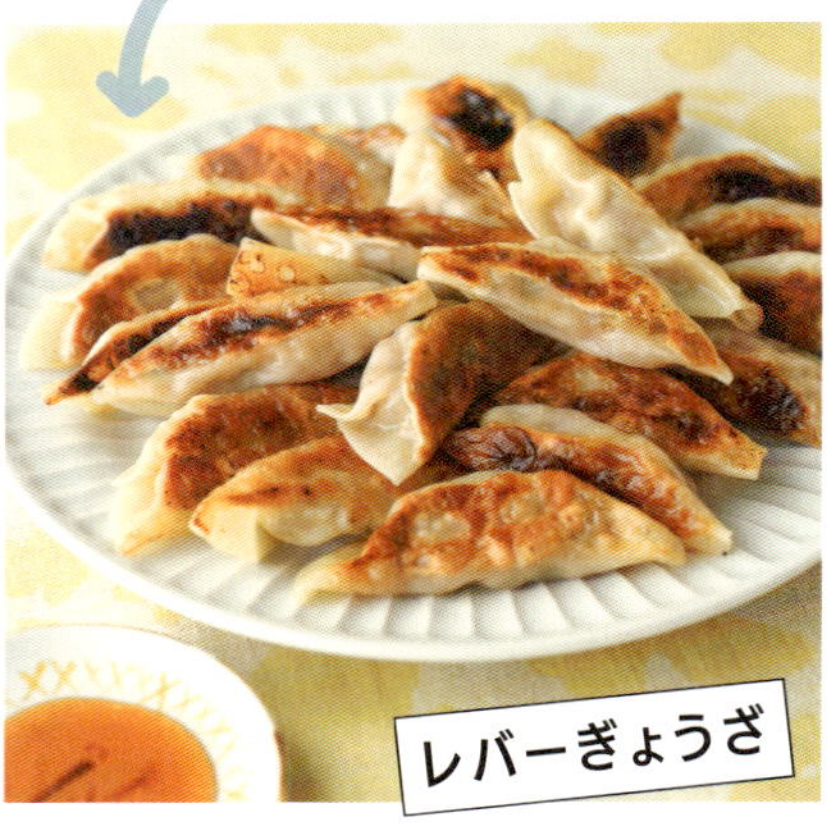

レバーぎょうざ

ヘム鉄を豊富に含むレバーをひき肉に加えて、あとはいつも通りの作り方でOK。レバー嫌いな人も食べやすく、鉄摂取量アップ！

あさりをプラス！

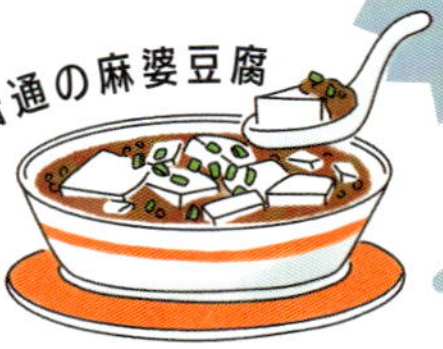

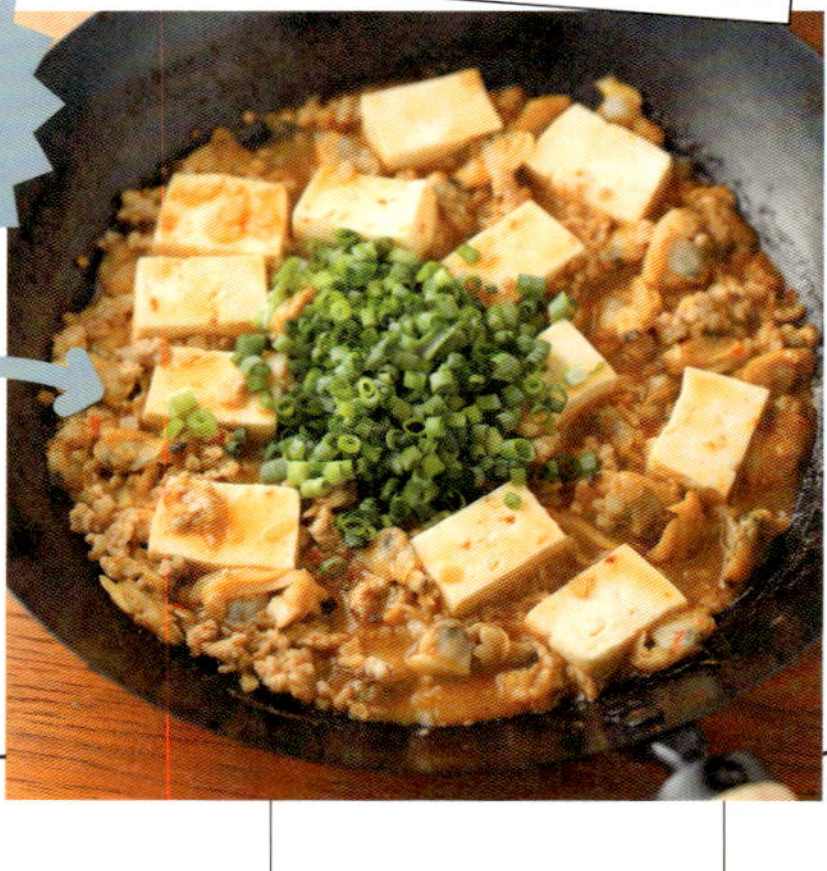

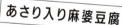

あさり入り麻婆豆腐

ヘム鉄が多く、栄養価の高いあさりをプラス！　あさりは冷凍のむき身を使用すれば、砂抜きなどの下処理もなく簡単です。

鉄フライパンで
“チリ積も”
鉄分摂取!

紹介するレシピは、すべて鉄フライパンで調理するものばかり。微量ながらも料理に鉄が溶け出ます。普段の料理にも鉄をちょい足し!

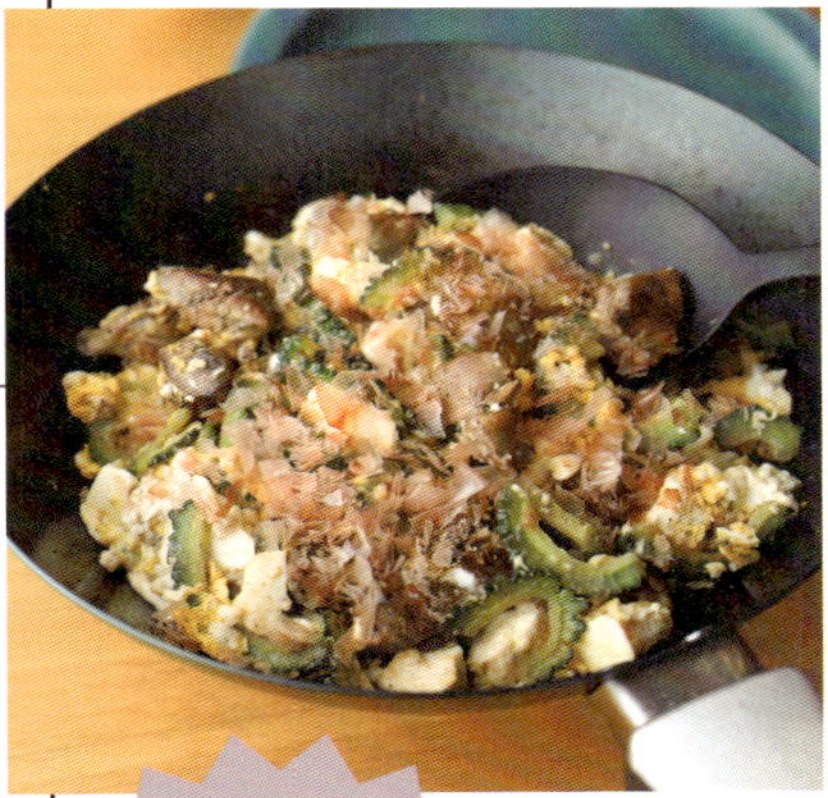

ゴーヤーチャンプルーも鉄フライパンで炒めて、少しでも鉄摂取を！　肉を鶏レバーにすれば、さらに摂取鉄量が増えます。

いつもの
炒めものも
鉄フライパンで!

ピラフも
鉄フライパンで!
あさりを入れて、
さらに鉄分up

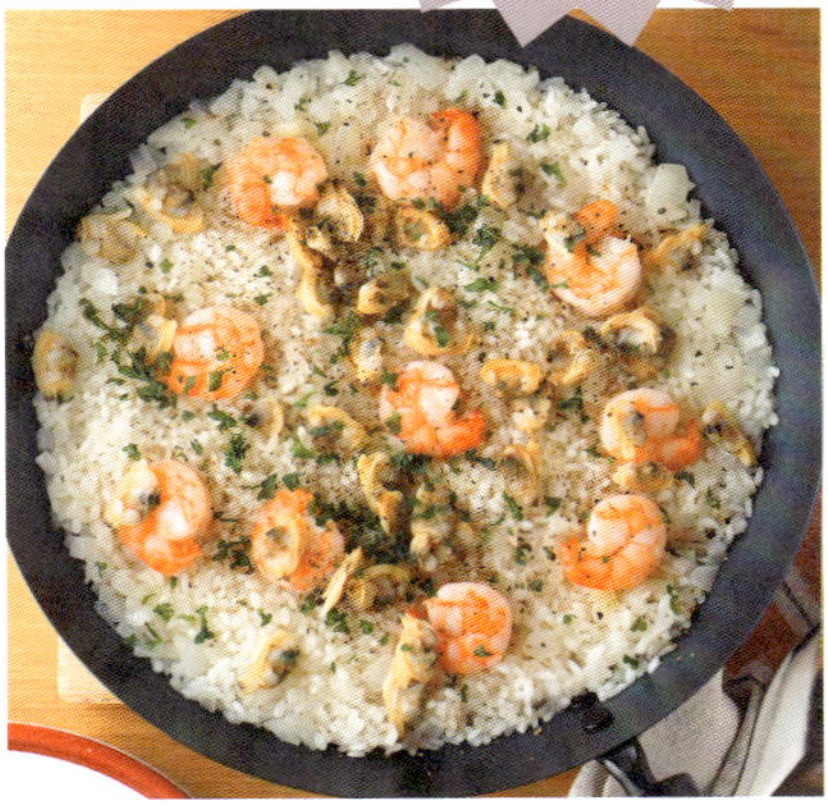

あさり入りピラフは、米を炒めてから炊き上げるまで鉄フライパンで調理すれば、鉄分をより多くとれます。

次ページからのレシピ、
どれも簡単でおいしい
から、作ってみてね!

特別なことや
難しいことをしなくても
いいのが嬉しい!

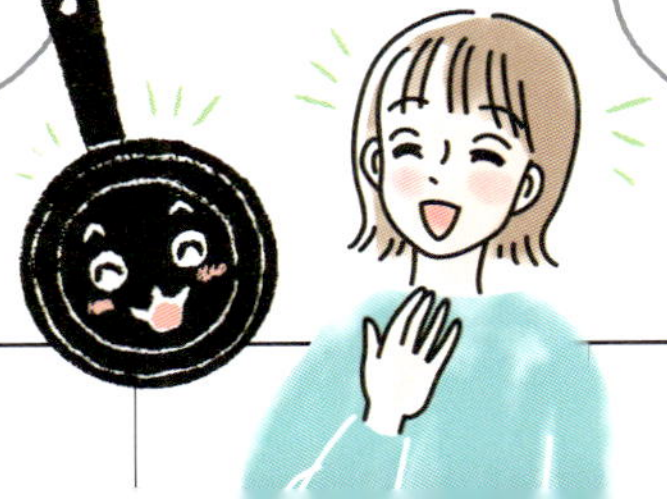

肉のおかず

たんぱく質は筋肉や血をつくる大事な栄養素。
その中でも赤身はヘム鉄が豊富。肉は適量をしっかりとりましょう。
どれも鉄フライパンでチャチャッと作れる簡単さ。お試しを！

牛肉とレンズ豆のトマト煮

鉄分もたんぱく質も豊富な牛もも肉の煮込み。
トマトの酸によってフライパンの鉄分が溶け出て、
レンズ豆とパセリにも非ヘム鉄が豊富な鉄メニューです

材料（2人分）

牛もも薄切り肉…200g
じゃがいも…小2個（約200g）
玉ねぎ…1/2個
レンズ豆（乾燥）…70g
カットトマト缶…1/2缶（200g）
オリーブオイル…大さじ1
水…1カップ
小麦粉…大さじ1
酒…大さじ2
A トマトケチャップ…大さじ2と1/2
　 顆粒スープの素・塩・砂糖…各小さじ1/3
パセリ（みじん切り）…5g

作り方

1 じゃがいもは大きめのひと口大に切り、玉ねぎは5㎜厚さの薄切りにする。
2 フライパンにオリーブオイルを中火で熱し、牛肉と玉ねぎを入れて炒める。玉ねぎがしんなりしたら小麦粉をふり入れ、粉っぽさがなくなるまで炒める。
3 じゃがいも、カットトマト缶、酒、水、レンズ豆を加えて中火にかけて沸騰させ、ふたをして弱火で15～16分煮る。Aで味を調え、火を止めてパセリをふる。

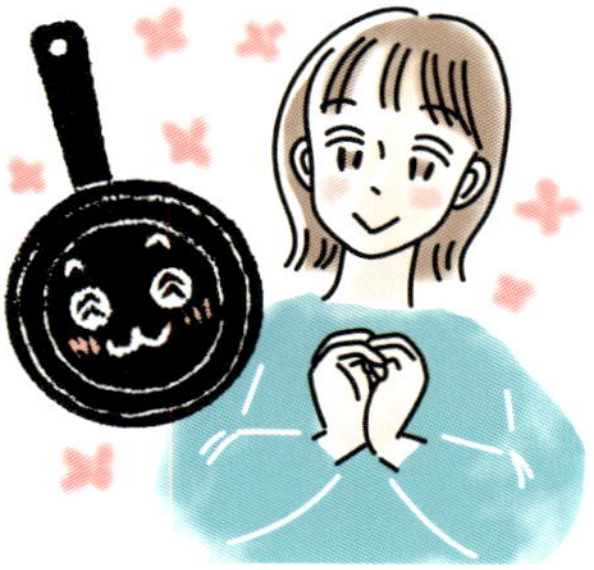

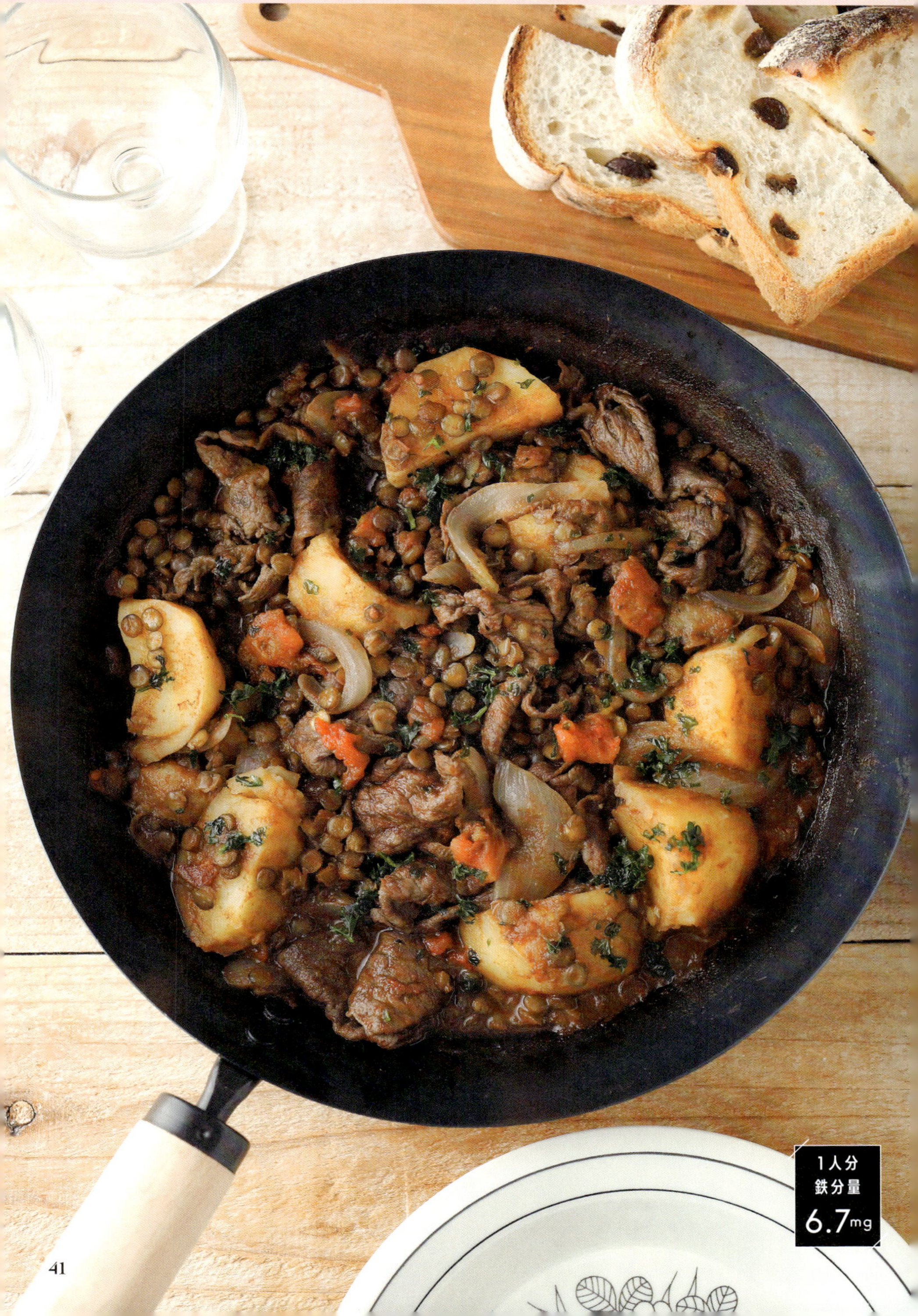

1人分
鉄分量
6.7mg

ローストビーフ

鉄板が厚いフライパンは蓄熱性が高く、
じっくり焼いたローストビーフは絶品。
粒マスタードやゆずこしょうを添えても

材料（作りやすい分量）

牛ももかたまり肉…350～400g
オリーブオイル…大さじ1
塩…小さじ1
粗びき黒こしょう…適量
レモン・クレソン…各適量

作り方

1 牛肉は室温に戻し、全面に塩、こしょうをふる。
2 フライパンにオリーブオイルを中火で熱し、牛肉を入れて全面を焼きつけ、ふたをして弱火で約15分焼く。
3 とり出してアルミホイルで包み、完全に冷めるまで置く。好みの厚さに切って皿に盛り、クレソンとくし形切りにしたレモンを添える。

point

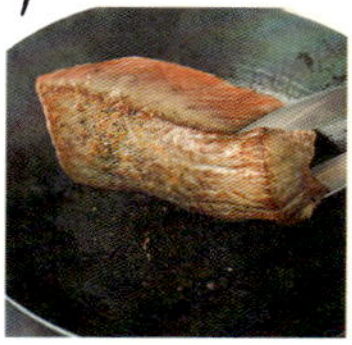

牛肉は全面にこんがりと焼き色をつける。鉄フライパンだとしっかりといい焼き色がつくのでおすすめ。

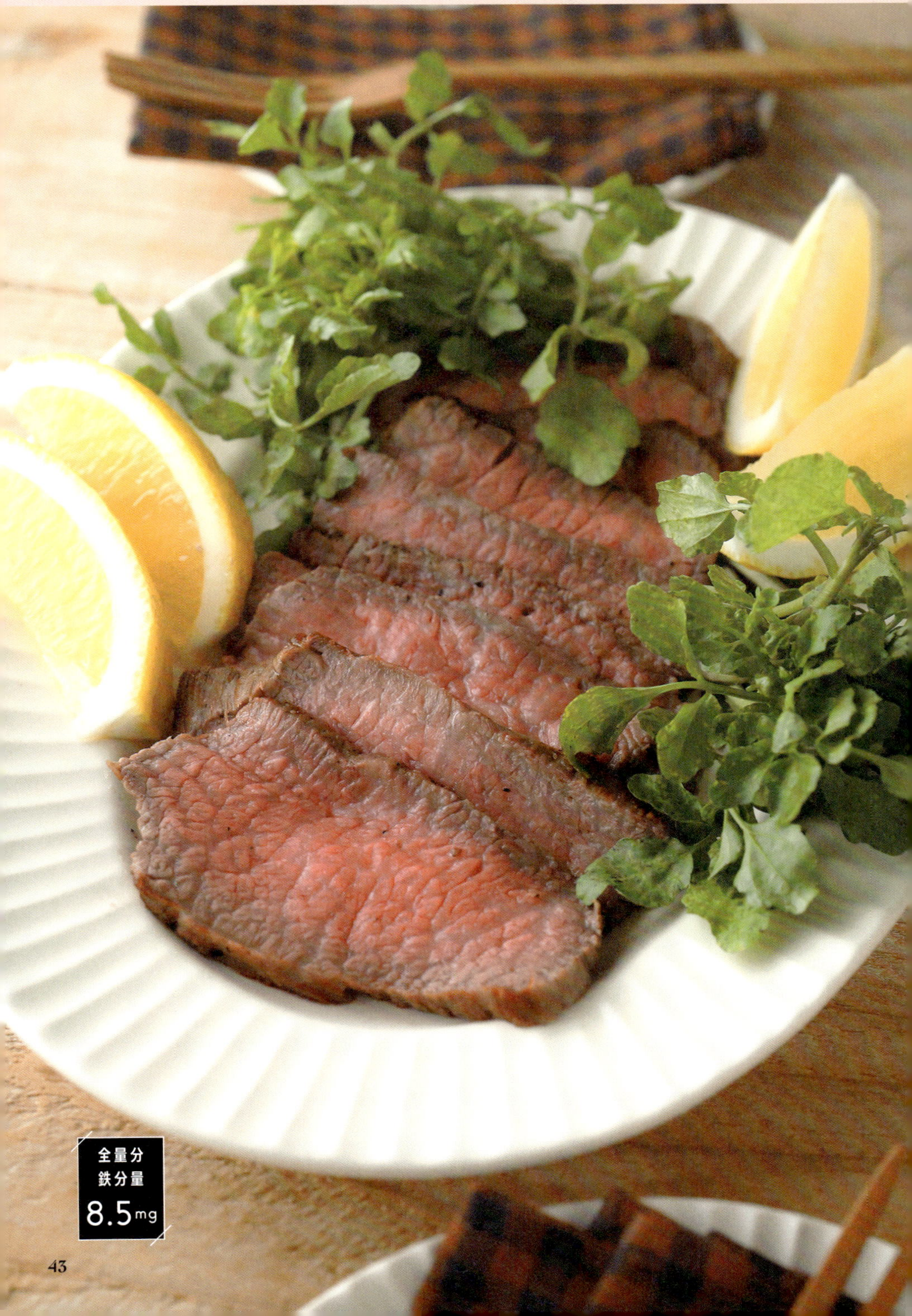

全量分
鉄分量
8.5mg

豚肉のみそ照り焼き

甘みそだれをからめて焼いた豚肉が絶品!
焼き野菜も素材のうま味がシンプルにおいしい

材料（2人分）

豚肩ロース薄切り肉…8枚（230g）
赤パプリカ…1/2個
オクラ…4本
塩…適量
A みそ…大さじ1と1/2
酒・みりん…各大さじ1
砂糖…小さじ1と1/3（みその塩分により加減を）
サラダ油…大さじ1

作り方

1 パプリカは食べやすく切り、オクラは塩少々で板ずりし、斜めに2等分する。**A**は混ぜ合わせる。

2 フライパンに油大さじ1/2を中火で熱し、パプリカとオクラを炒めて塩少々で調味し、皿に盛る。

3 空いたフライパンをきれいにして残りの油を中火で熱し、豚肉を入れて両面を焼きつける。**A**を加え、フライパンをゆすりながら豚肉にたれをからめる。**2**の皿に盛る。

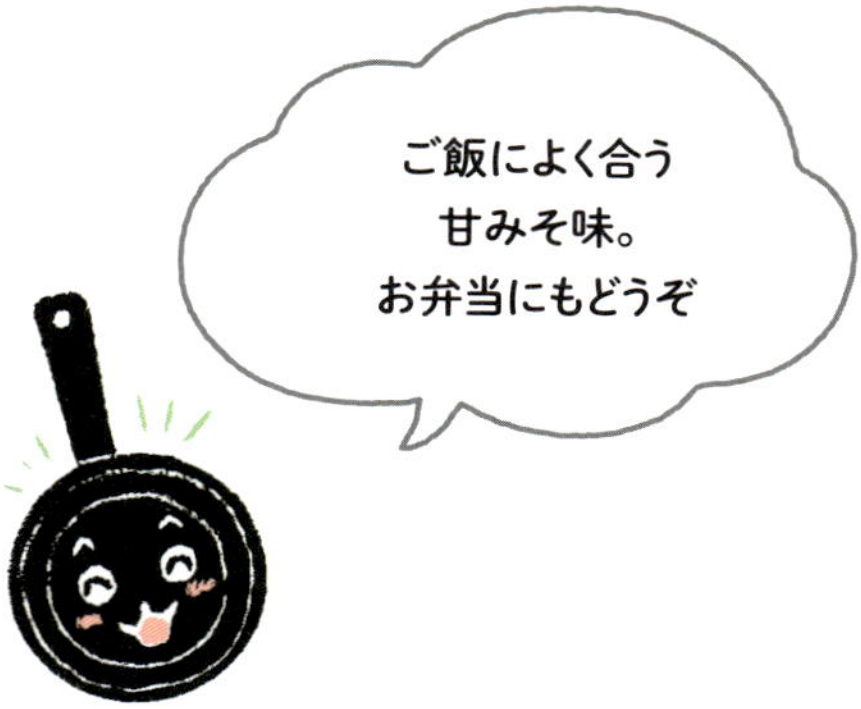

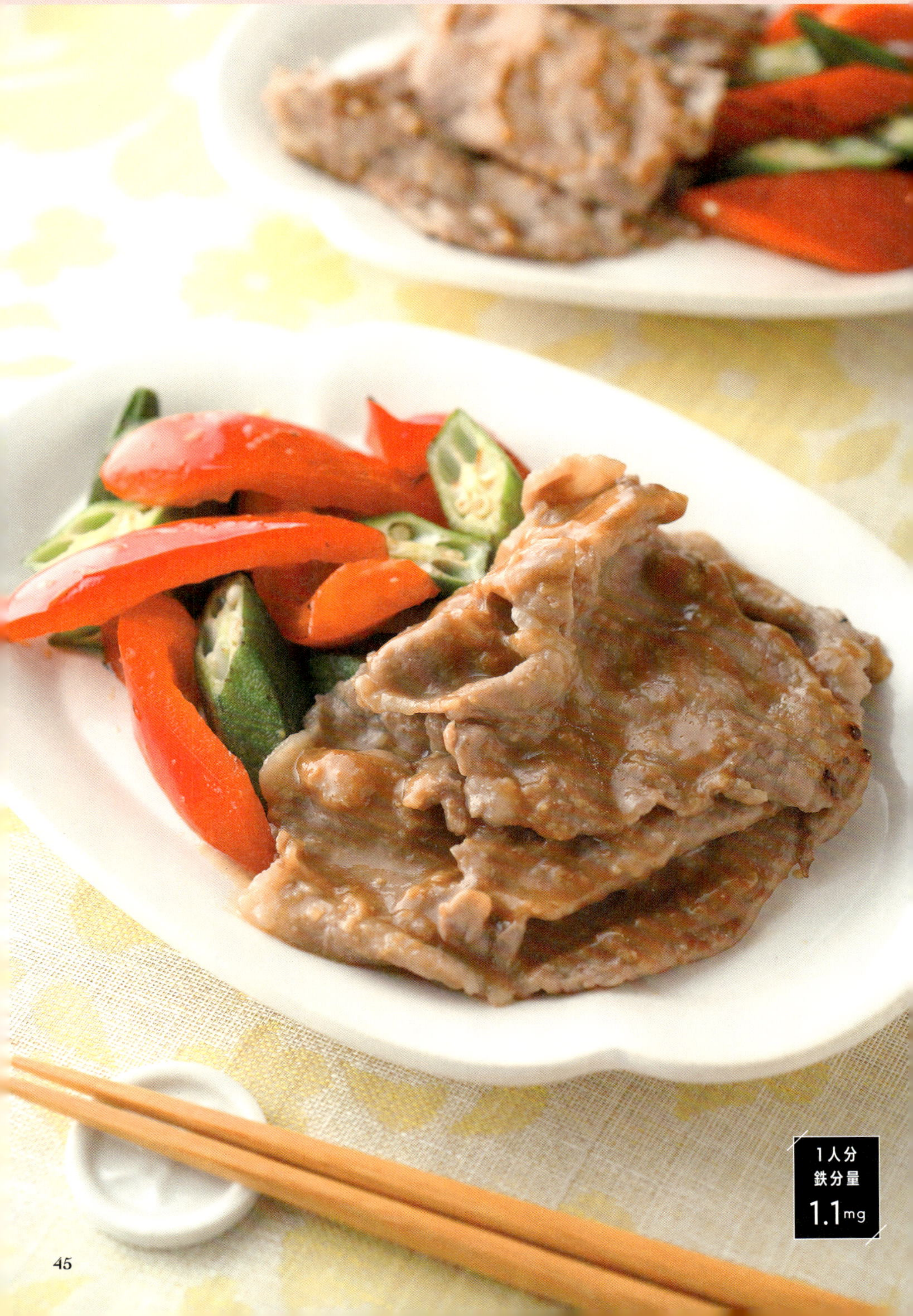
1人分
鉄分量
1.1mg

豚肉と納豆のお焼き

豚ひき肉のたんぱく質とヘム鉄で
納豆や卵の非ヘム鉄の吸収もアップ。
鉄分の多い青のりも仕上げにぜひ!

材料（2人分）

豚ひき肉(赤身)…100g
納豆…1パック(40g)
豆苗…1/2袋
ごま油…大さじ1
A 卵…1個
　小麦粉・片栗粉…各大さじ2
　ごま油…小さじ1
　塩…小さじ1/3
青のり…大さじ2
【からし酢じょうゆ】
練りがらし・酢・しょうゆ…各適量

作り方

1 豆苗は根元を落とし、2cm長さに切る。
2 ボウルに**A**を入れて混ぜ、ひき肉、納豆、豆苗を加えてよく混ぜ合わせる。7〜8等分して、直径約5cmの平らな円形に成形する。
3 フライパンにごま油を中火で熱し、**2**を並べて焼く。焼き色がついたら上下を返し、フライ返しなどで押さえながら焼いて、中まで火を通す。青のりをふり、お好みでからし酢じょうゆをつけていただく。

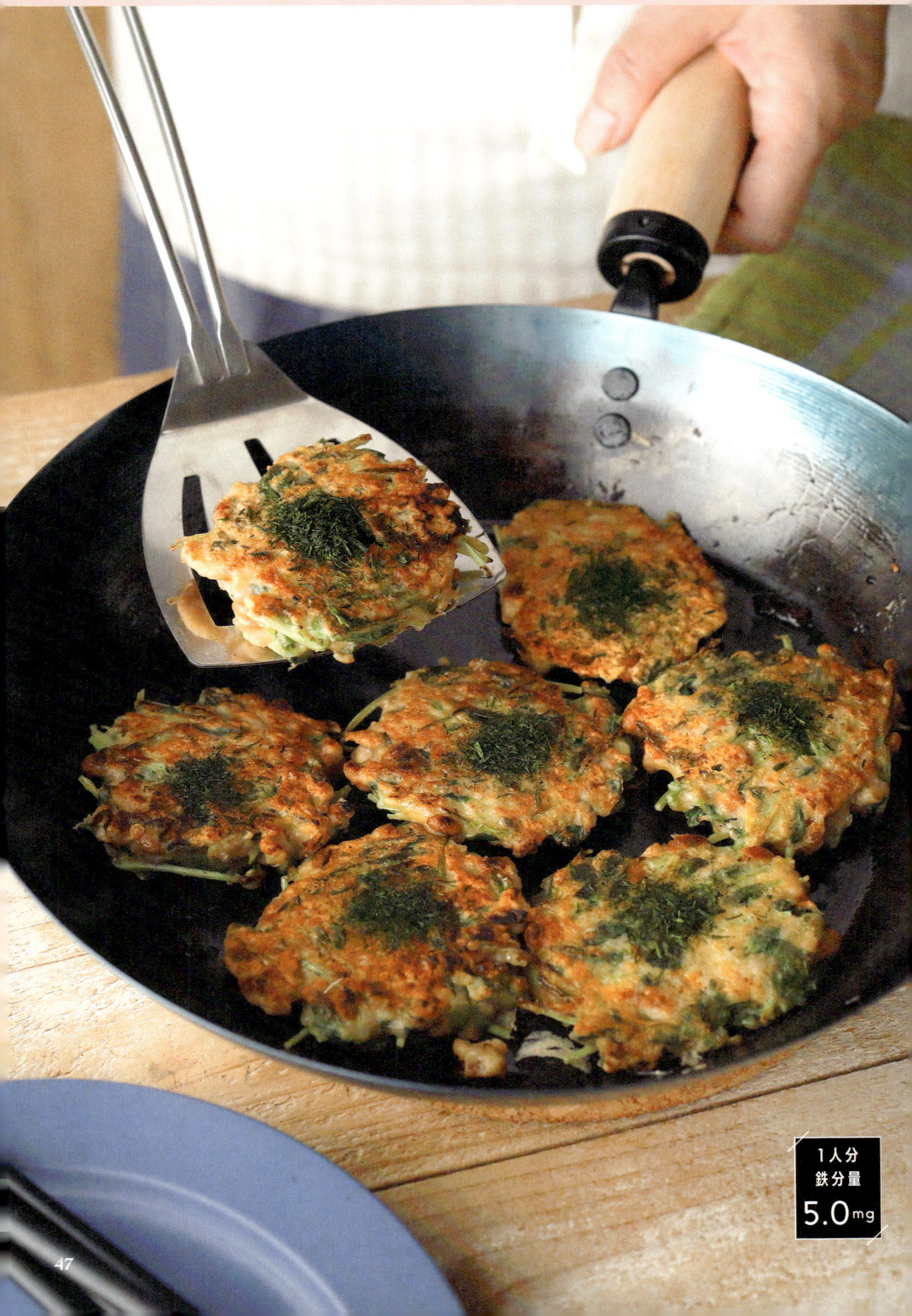

1人分
鉄分量
5.0mg

鶏肉のスイートチリ炒め

非ヘム鉄を含むピーナッツを仕上げに散らすのがミソ。
アジアン風味のスイートチリは身近な調味料を
混ぜ合わせるだけで簡単に作れます

材料（2人分）

鶏もも肉…200g
黄パプリカ…1個
サラダ油…大さじ1
小麦粉…適量
A トマトケチャップ…大さじ2と1/2
　レモン汁…大さじ1
　はちみつ・ごま油…各小さじ1
　豆板醤…小さじ1/3～1/2
ピーナッツ…20g（バターピーナッツでないもの）
香菜（あれば）…適量

作り方

1 パプリカは小さめの乱切り、ピーナッツは粗みじん切り、香菜はざく切りにする。鶏肉は小さめのひと口大に切り、小麦粉を薄くはたきつける（ポリ袋に鶏肉と小麦粉を入れ、口を閉じてふると簡単にできる）。**A**は混ぜ合わせる。

2 フライパンに油を中火で熱し、鶏肉を入れて炒める。肉の色が変わってきたら、パプリカを加えて炒め合わせる。**A**を入れて炒め、皿に盛ってピーナッツを散らし、香菜をのせる。

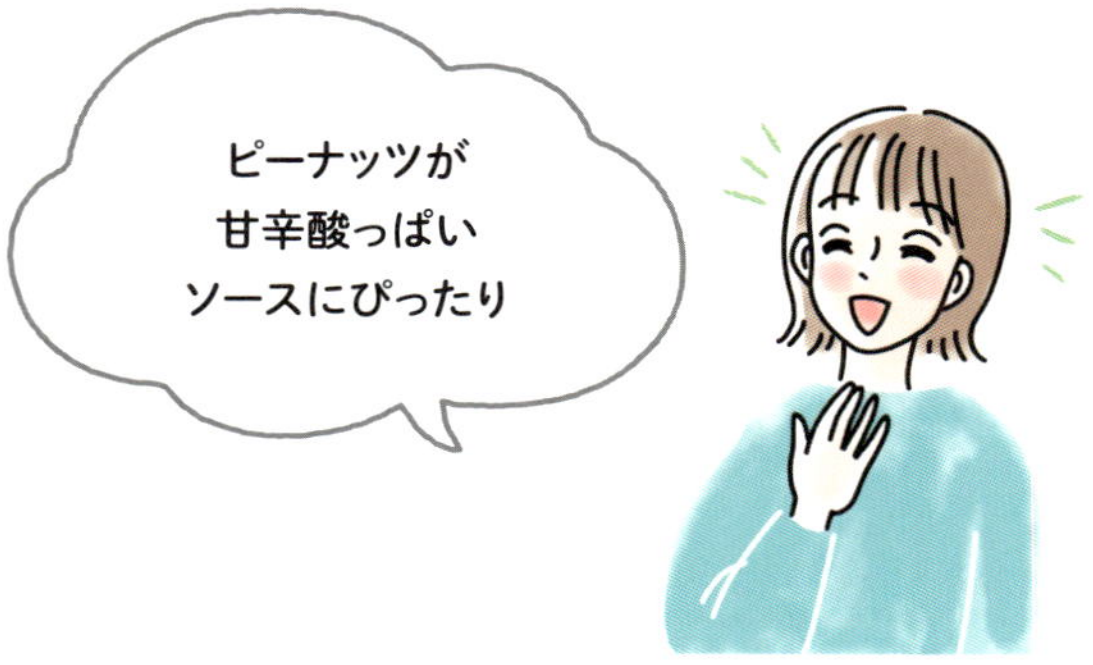
ピーナッツが
甘辛酸っぱい
ソースにぴったり

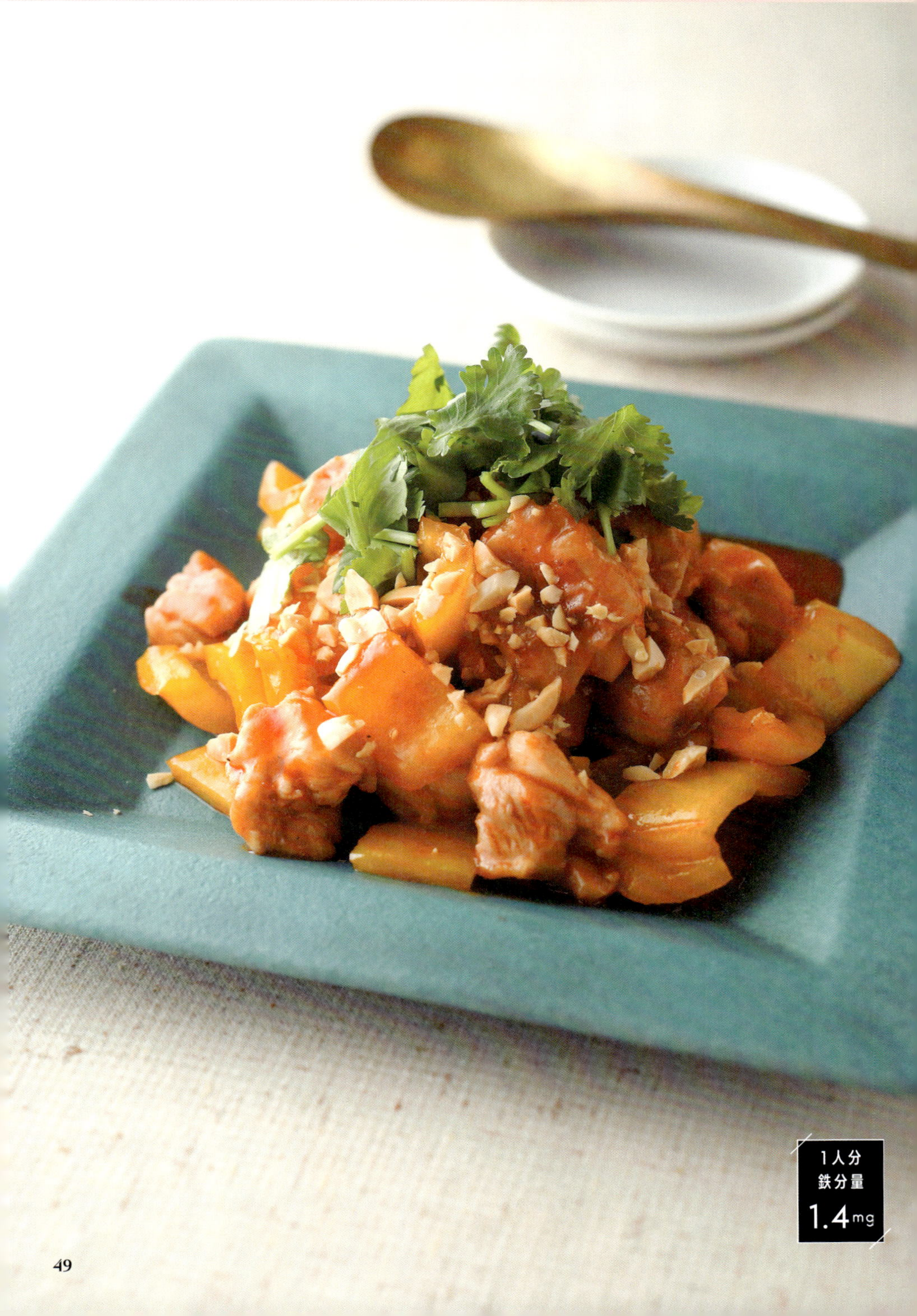

1人分
鉄分量
1.4mg

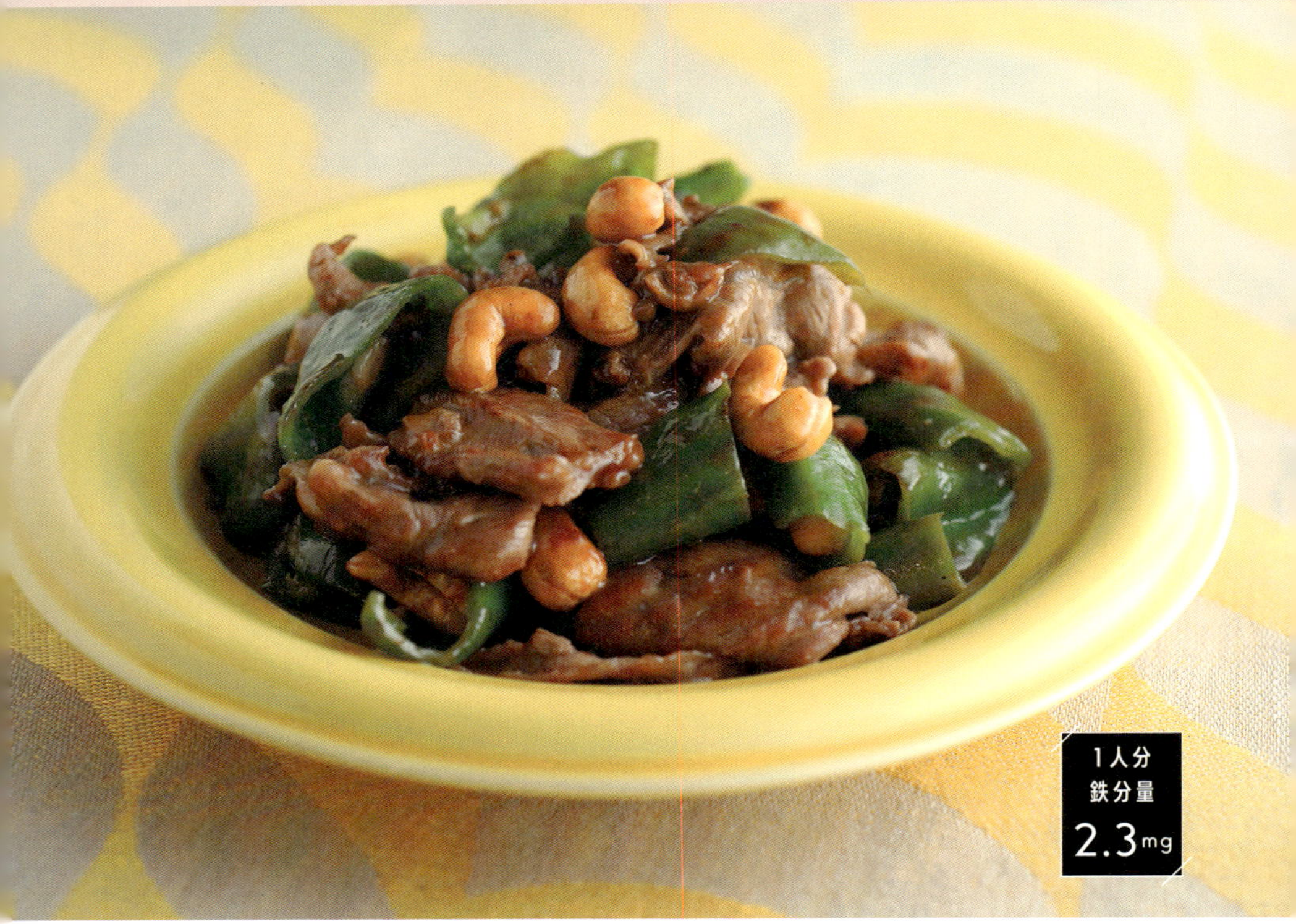

ラム肉とカシューナッツのオイスター炒め

栄養価の高いラムを手軽な炒めものに。
非ヘム鉄を含むカシューナッツと、
鉄の吸収を助けるビタミンCを含むピーマンも加えて

材料（2人分）

ラム切り落とし肉…150g
ピーマン…小2個
カシューナッツ…50～60g
サラダ油…大さじ1/2
片栗粉…適量
酒…大さじ2
酢…大さじ1
A オイスターソース・酒…各大さじ1
　砂糖…大さじ1/2

作り方

1. ラム肉は酒を回しかけてもみ、10～15分おくと、独特のにおいを抑えられる。その後、ラム肉に片栗粉を薄くまぶしつける。ピーマンは乱切りにする。**A**は混ぜ合わせる。
2. フライパンに油を中火で熱し、ラム肉を炒める。肉の色が変わったら、ピーマンを入れて1～2分炒める。
3. **A**を入れて炒め合わせ、カシューナッツを加えて炒める。最後に酢を回し入れ、大きく混ぜてすぐに火を止める。

point

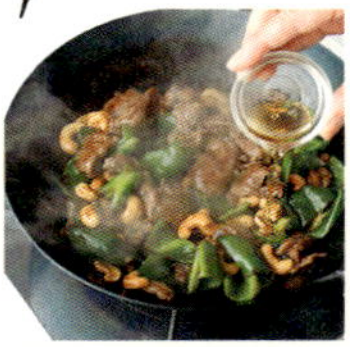

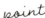

仕上げに酢を加えることで味が引き締まり、かつフライパンの鉄分も少し溶け出るため、摂取鉄分がアップ。

意外とかんたん！

レバーの下処理法

下処理をすると独特のにおいを抑えられます。比較的、臭みが少ないとされる鶏レバーは流水で。豚レバーは牛乳につけるのがおすすめ。

●豚レバーの下処理法

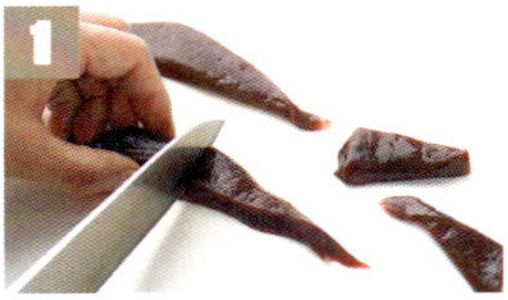

1 料理に合わせて、または食べやすく切る

豚レバーはスライスされたものが売られていることもあり、利用するのも便利。必要に応じて、さらに小さくカットを。

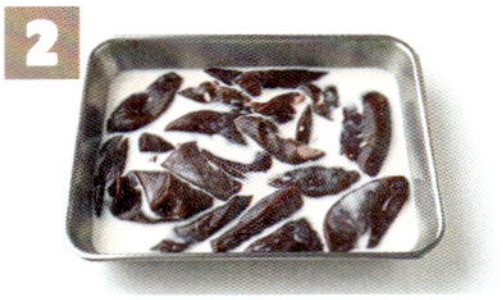

2 牛乳に30分以上、浸す

豚レバーをバットやポリ袋に入れ、牛乳をひたひたに注いで冷蔵室に30分おく。こうするとレバーの臭みが抑えられる。

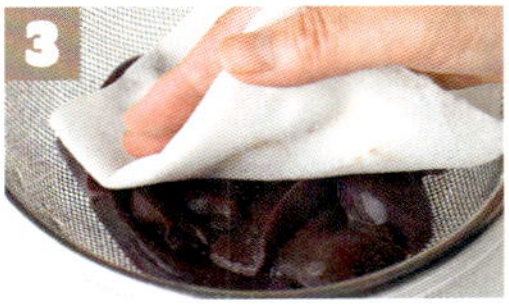

3 流水で洗い、水けをふく

牛乳のにおいがなるべく残らないように流水で洗い、水けをきる。キッチンペーパーで水けをふきとったら完了。

●鶏レバーの下処理法

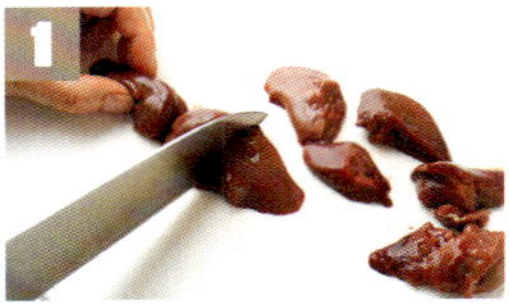

1 料理に合わせて、または食べやすく切る

鶏レバーは断面から血のかたまりが出やすくなるので、厚みのあるところをカットするのがコツ。

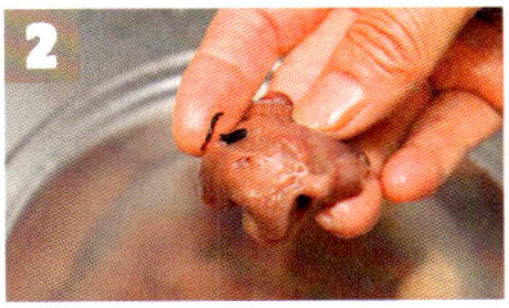

2 流水で洗う

ボウルに鶏レバーを入れて水を流しながら手でやさしくかき回す。レバーの断面から出てくる血のかたまりを洗い流す。

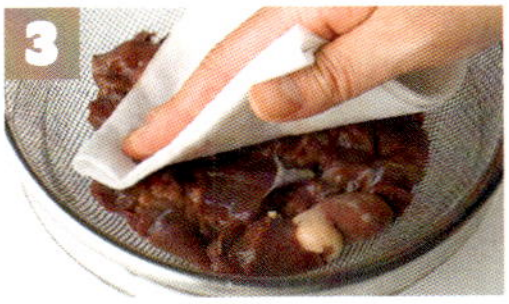

3 水けをふく

ボウルの水の色がだんだん澄んできたら、水けをきって、キッチンペーパーで水けをふきとる。

鉄をダントツに多く含むレバーは、鉄補給したい人にはぜひ食べてほしい食材。レバー嫌いな人もおいしく食べられる、簡単レシピをご紹介！

レバカツ

カレー粉やにんにくで下味をつけて
カリッと揚げたらできあがり。レバー特有の
においもなく、おかずにもお酒のおつまみにも！

材料（2人分）

豚レバー…150g
溶き卵…1個分
サラダ油…大さじ4～5
小麦粉・パン粉…各適量
A 酒…大さじ2
　カレー粉…小さじ1/2
　塩・にんにく（すりおろし）…各小さじ1/3
中濃ソース・練りがらし（お好みで）…各適量

作り方

1 レバーは下処理をし（51ページ参照）、混ぜ合わせた**A**に30分ほど漬ける。

2 レバーの汁けをふきとり、小麦粉をしっかりまぶして溶き卵にくぐらせ、パン粉をしっかりつける。

3 フライパンに油を入れて中温（約170°C）に熱し、**2**を入れて両面を合計3分ほど揚げる。油をきって皿に盛り、好みで中濃ソースをかけ、からしをつけていただく。

point

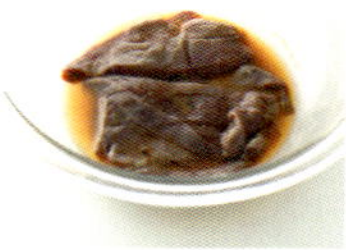

豚レバーは牛乳につけて下処理をし、カレー粉・にんにくが入った調味だれで下味を。レバー嫌いな人にも！

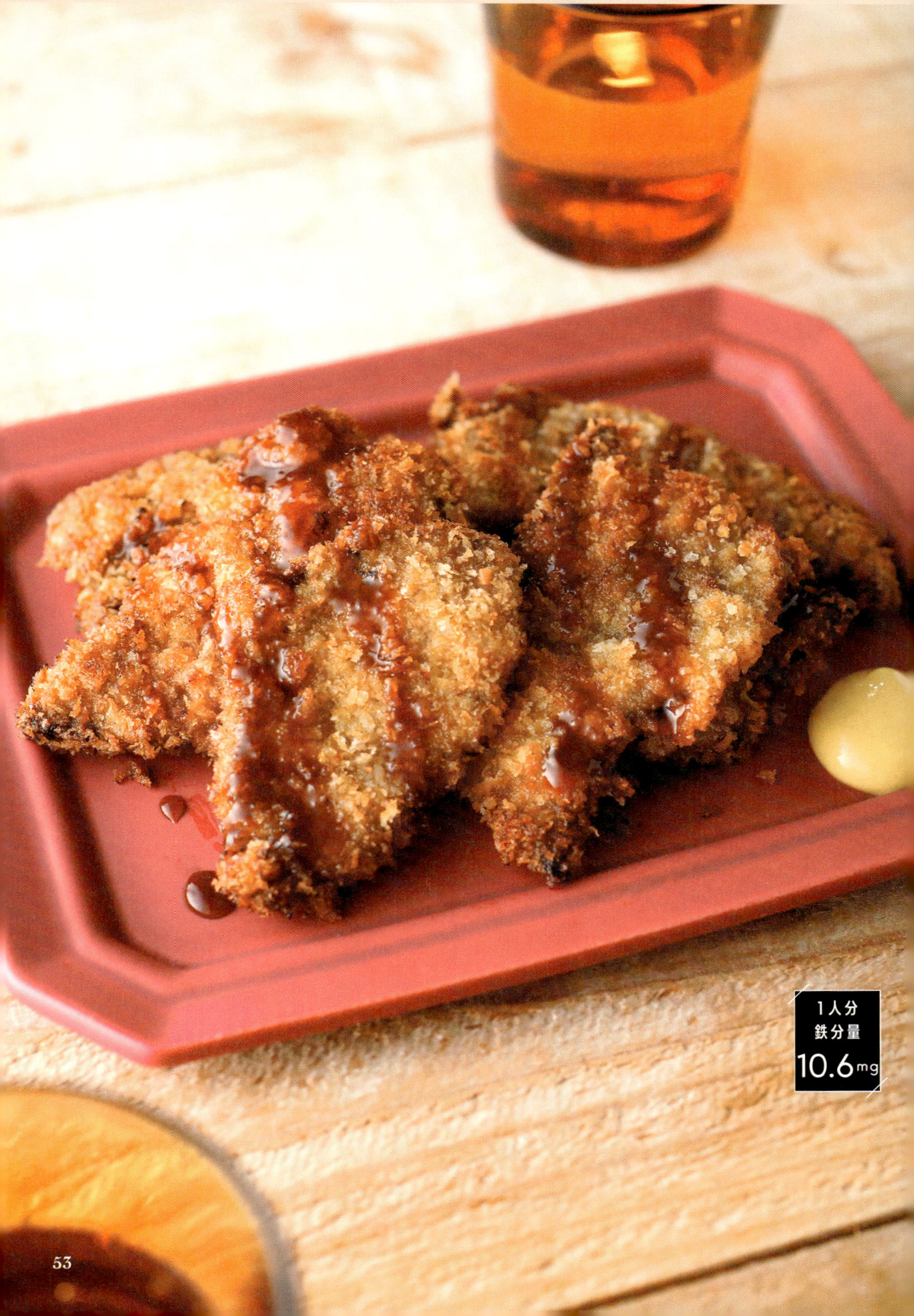

1人分
鉄分量
10.6mg

レバにら炒め

葉酸を含むにらとレバーは
一緒に食べると、最高の組み合わせ。
甘辛味でご飯がモリモリ進みます！

材料（2人分）

豚レバー…200g
にら…1/2束
玉ねぎ…1/2個
サラダ油・小麦粉…各大さじ2
酒…大さじ1

A
しょうゆ…大さじ2/3
オイスターソース・酒…各大さじ1/2
ごま油…小さじ1
砂糖…小さじ2/3
こしょう…少々

作り方

1 にらは2〜3cm長さに切る。玉ねぎは4〜5mm厚さの薄切りにする。レバーは大きければ食べやすく切って下処理をし（51ページ参照）、小麦粉をはたきつける（ポリ袋にレバーと小麦粉を入れ、口を閉じてふると簡単にできる）。**A**は混ぜ合わせる。

2 フライパンに油の半量を中火で熱し、**1**のレバーを2分ほど炒める。全体に色が変わったら、酒を回しかけ、ふたをして弱火で2〜3分蒸し焼きにし、一度とり出す。

3 空いたフライパンに残りの油を中火で熱し、玉ねぎ、にらを炒める。しんなりしてきたら**2**を戻し入れ、**A**を加えて火を少し強くし、手早く混ぜ合わせる。

point

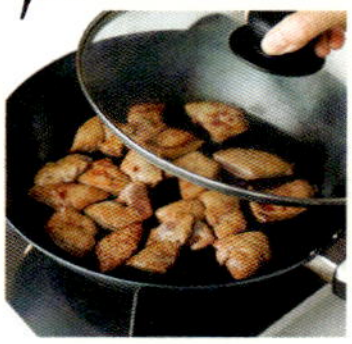

豚レバーは蒸し焼きにすることで、レバーの中までしっかり火が通り、かつ、ふんわりとやわらかく仕上がる。

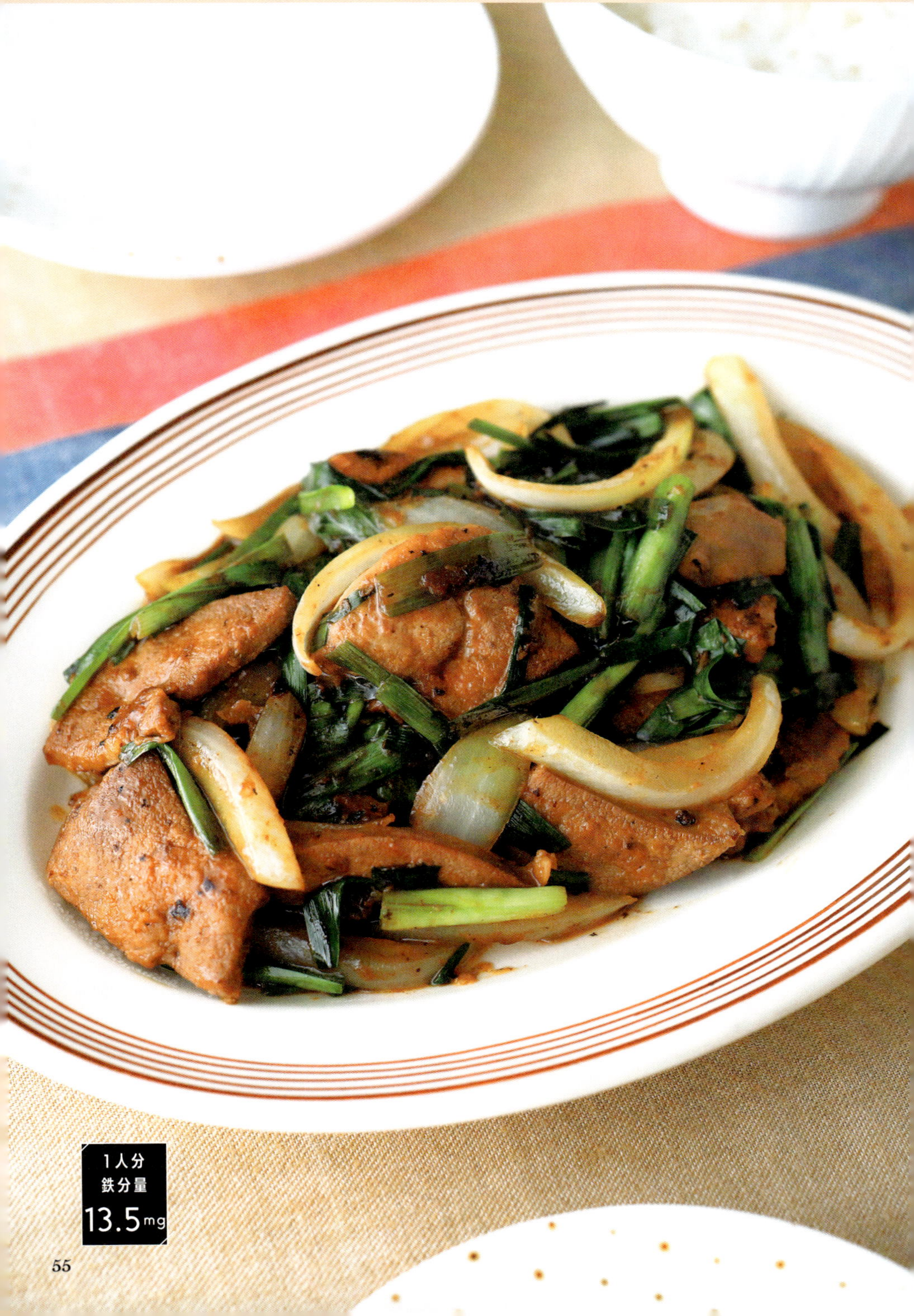

1人分
鉄分量
13.5mg

レバー入り
ゴーヤーチャンプルー

通常の豚肉をレバーにかえて、鉄分アップ！
さらに、卵と豆腐は非ヘム鉄を含み、ゴーヤーの
ビタミンCが鉄吸収率をアップさせます

材料（2人分）

鶏レバー…150g
卵…1個
木綿豆腐…1/2丁（150g）
ゴーヤー…1/2本
サラダ油…大さじ2
A 塩…小さじ2/3
　 顆粒和風だしの素…小さじ1/3
削り節…適量

作り方

1 レバーは下処理をして（51ページ参照）、サッと下ゆでし、小さめに切る。ゴーヤーはスプーンで種とわたをくりぬいて薄切りにし、ボウルに入れて塩少々（分量外）をふり、しばらくおいたらよくもんで水けを軽く絞る。豆腐はキッチンペーパーに包んで10～15分おき、水きりする。卵は溶いておく。

2 フライパンに油を中火で熱し、レバーを入れて炒める。肉の色が変わったら、ゴーヤーを加えて炒め、**A**を入れて炒め合わせる。

3 豆腐をひと口大にちぎりながら加え、中火で炒める。溶いた卵を回し入れ、全体を大きく炒め合わせる。ふんわりしたら火を止め、削り節をのせる。

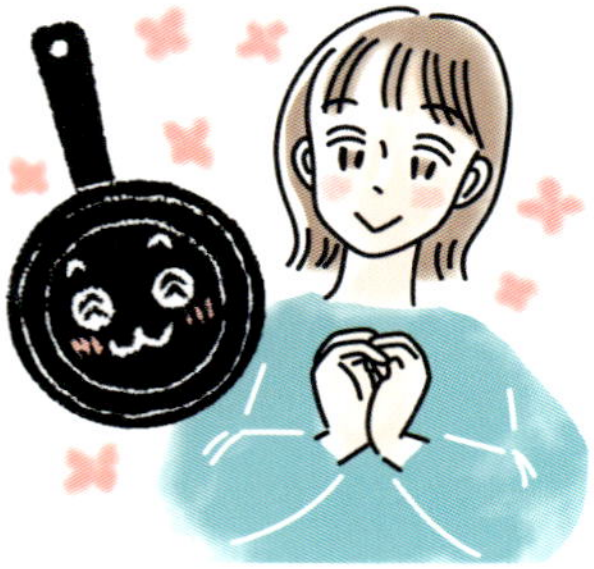

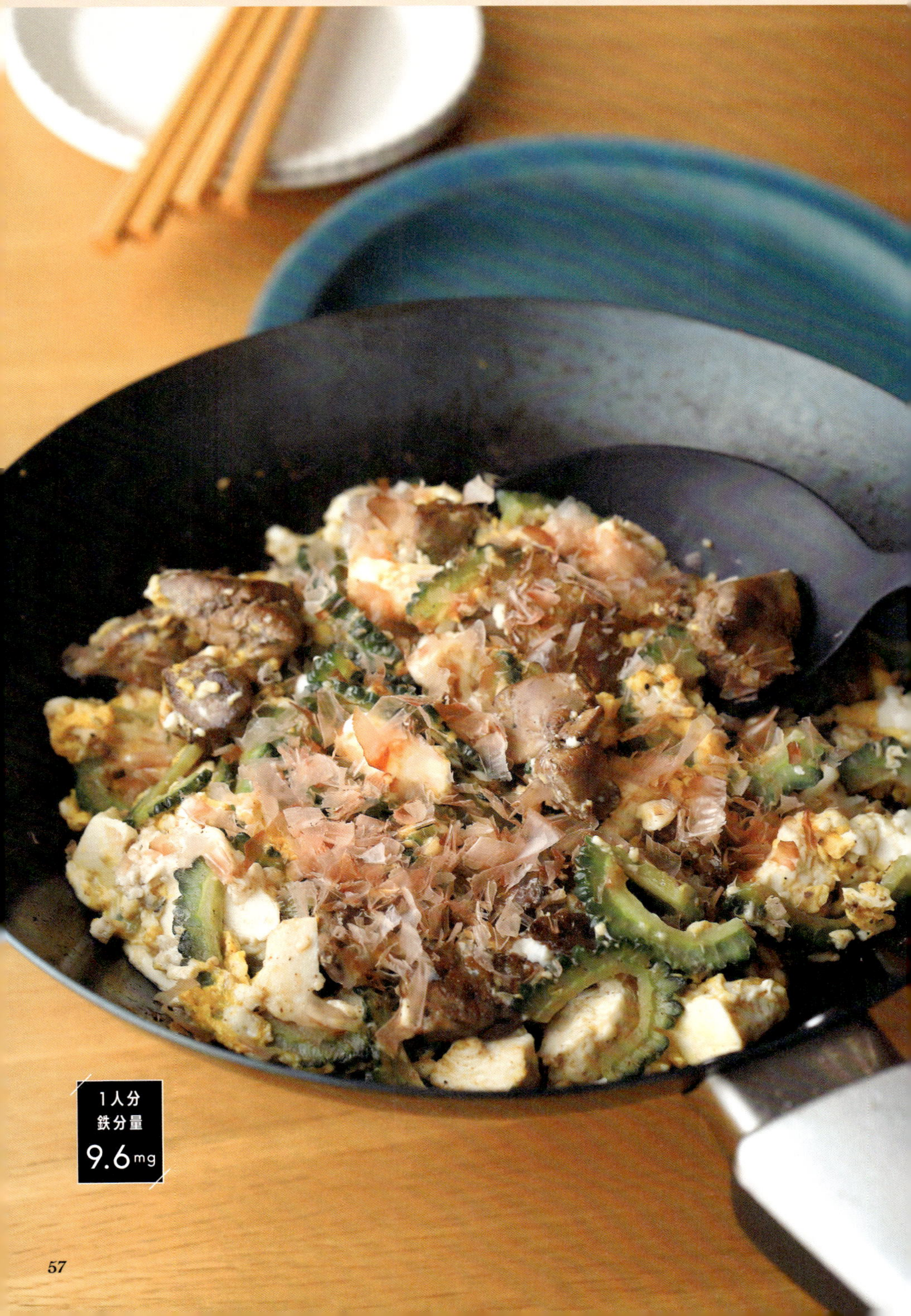

1人分
鉄分量
9.6mg

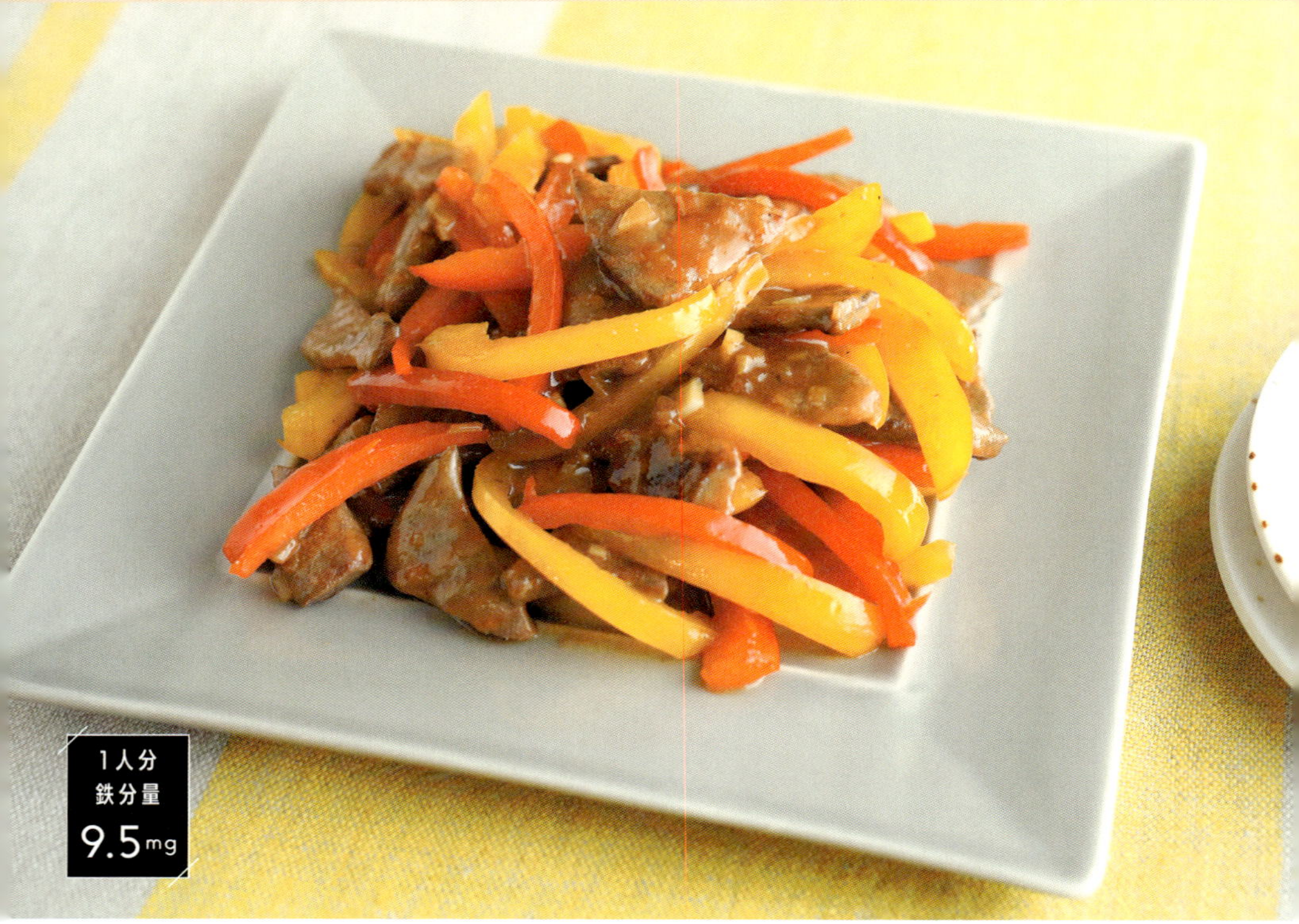

レバーのチンジャオロースー

パプリカはレバーに火を通してから加え、炒めすぎないことがコツ。
レバーは小さめに切ると、調味料がよくからみます

材料(2人分)

豚レバー…200g
パプリカ(赤・黄)…各1/2個
にんにく(みじん切り)…1片分
サラダ油…大さじ1/2
A オイスターソース・砂糖・酒…各大さじ1
しょうゆ…小さじ1
ごま油…小さじ1/2

作り方

1 レバーは下処理をして(51ページ参照)、細切りにする。パプリカは種とわたをとり除き、3〜4㎝長さの細切りにする。**A**は混ぜ合わせる。

2 フライパンに油を中火で熱し、にんにくを焦がさないように炒め、レバーを加えて炒める。肉の色が完全に変わったら、ふたをして弱めの中火で1分ほど蒸し焼きにする。パプリカを加えて炒め合わせ、**A**を回し入れて手早く炒め合わせる。

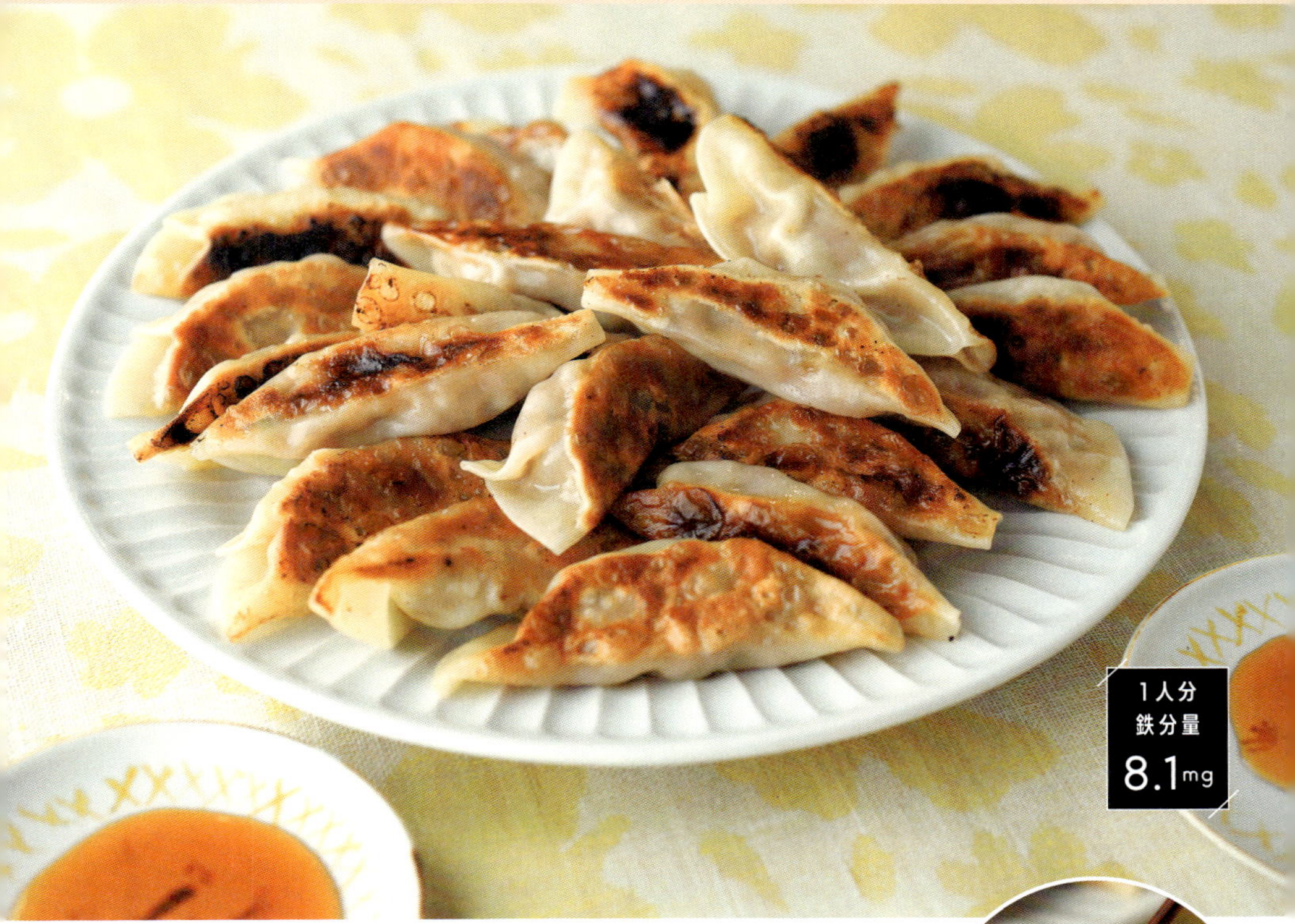

レバーぎょうざ

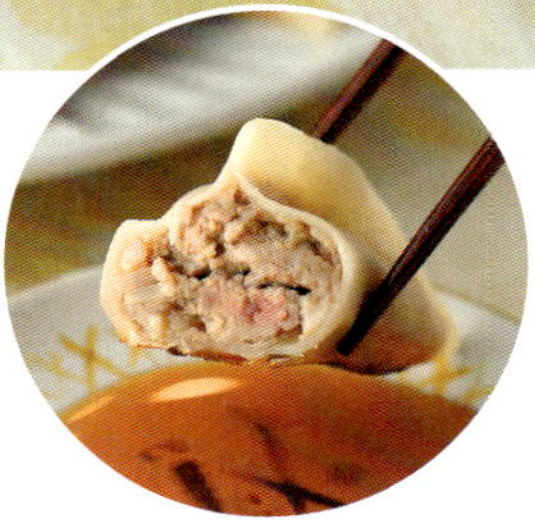

香味野菜のおかげでレバー特有のにおいなし!
レバー嫌いな人にも喜ばれる一皿です

材料（24個分）

鶏レバー…150g
鶏ももひき肉…100g
長ねぎ…1/2本
しょうが・にんにく…各小1片
ぎょうざの皮…24枚
サラダ油…大さじ1
水…1/4カップ
A 酒…大さじ1
しょうゆ・ごま油
…各小さじ2
塩・こしょう…各少々
酢・しょうゆ・
ラー油(お好みで)…各適量

作り方

1 レバーは下処理をして（51ページ参照）、サッと下ゆでし、なるべく細かく切る。長ねぎ、しょうが、にんにくはみじん切りにする。

2 ボウルに**1**、ひき肉、**A**を入れてよく混ぜ合わせ、ぎょうざの皮で包む。

3 直径26cmのフライパンに半量の油を熱し、**2**の半量を並べる。強めの中火で2分ほど焼き、水を入れてふたをし、弱火で3～4分、肉に火が通るまで焼く。

4 ふたをとって強めの中火にし、皮がパリッと焼けたら皿に盛る。残りも同様に焼く。酢、しょうゆ、ラー油などにつけていただく。

魚介のおかず

ヘム鉄を含む食材は魚介にもたくさんあります。
魚の調理が苦手な人も切り身や冷凍品を使えば
簡単においしく作れます。

あさり入り麻婆豆腐

ヘム鉄が豊富なあさりを加えて
鉄分アップ！　ビタミンCを含む
万能ねぎをたっぷりのせるのがポイント

材料（2人分）

豚ひき肉（赤身）…100g
あさりのむき身（冷凍）…100g
木綿豆腐…1/2丁（150g）
にんにく・しょうが…各小1片
サラダ油…大さじ1
ごま油…少々
A 水…1/2カップ
　みそ・酒…各大さじ1
　しょうゆ…小さじ1
　砂糖…小さじ1（みその塩分により加減を）
　顆粒鶏がらスープの素・豆板醤・片栗粉
　　…各小さじ1/2
万能ねぎ…2〜3本

作り方

1 あさりは解凍し、水けをきる。豆腐はキッチンペーパーに包んで5〜10分おき、水きりをして3cm角に切る。にんにくとしょうがはみじん切り、万能ねぎは小口切りにする。**A**は混ぜ合わせる。

2 フライパンにサラダ油を中火で熱し、にんにく、しょうが、ひき肉を入れて炒める。肉の色が完全に変わったら、**A**をもう一度混ぜてから加え、あさりも加えて約2分煮る。

3 豆腐を加え、弱めの中火で2〜3分煮る。ごま油を回しかけて火を止め、万能ねぎをのせる。

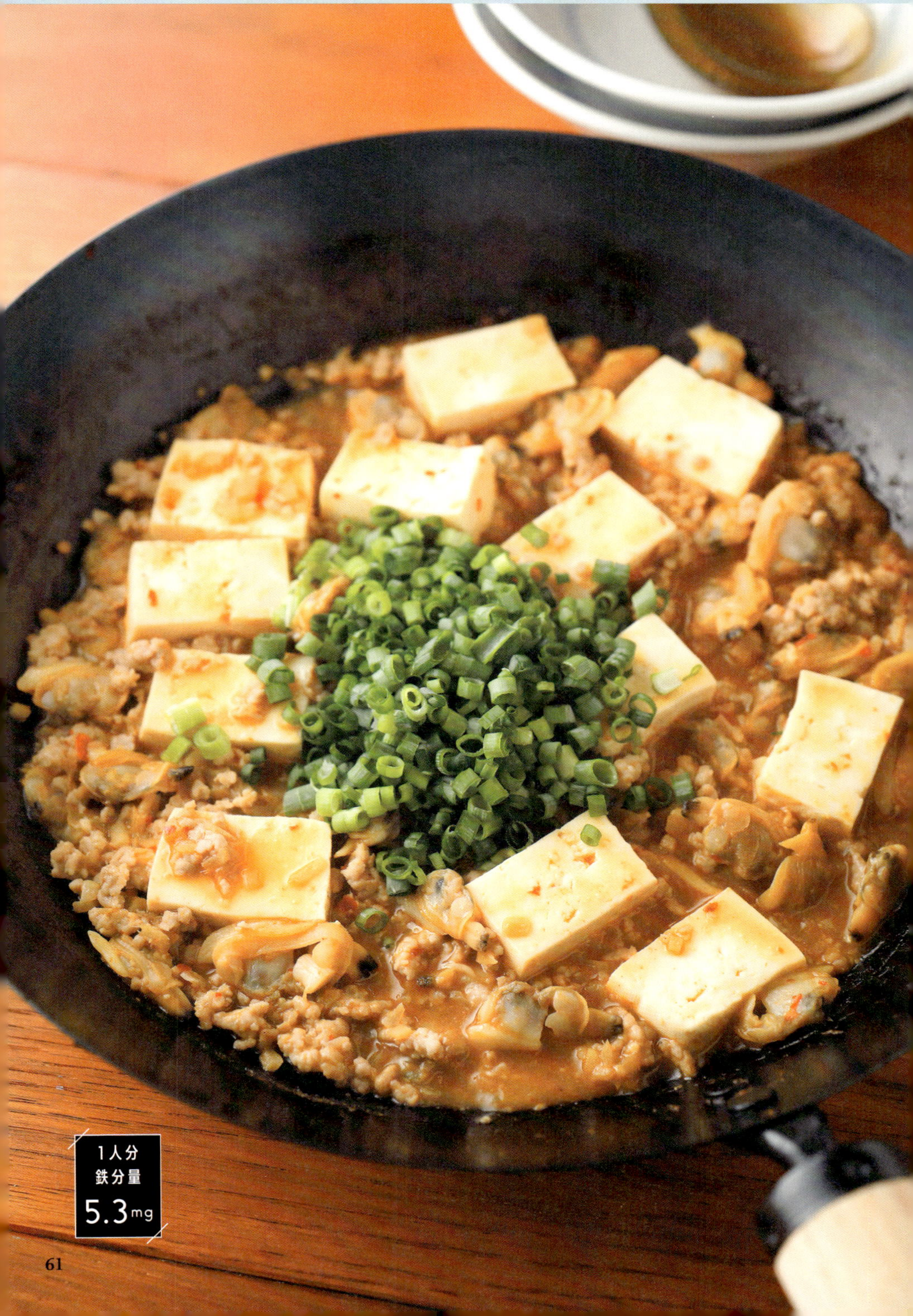

1人分
鉄分量
5.3mg

いわしのパセリソテー

ヘム鉄たっぷりのいわしにパセリの香りが
アクセント。非ヘム鉄を含むパセリソテーには
レモンであえたキャベツを添えると吸収率アップ！

材料（2人分）

いわし…中4尾（1尾約150g）
キャベツの葉…大3枚
オリーブオイル…大さじ1
小麦粉…適量
塩・粗びき黒こしょう…各少々
A　レモン汁…大さじ3
　オリーブオイル…大さじ2
　はちみつ…大さじ2/3
　塩…小さじ1/3
パセリ（みじん切り）…大さじ2

作り方

1 いわしは頭と内臓を除いて手で開き、洗って水けをふきとる。軽く塩、こしょうをふり、小麦粉を薄くまぶす。ボウルに**A**を入れて混ぜ合わせ、せん切りにしたキャベツを加えて軽く混ぜ、味をなじませる。

2 フライパンにオリーブオイルを弱めの中火で熱し、いわしを皮を下にして入れて3～4分焼き、焼き色がついたら上下を返して2分ほど焼く。パセリ半量を散らし、上下を返して残りのパセリを散らして、皿に盛り、**1**のキャベツを添える。

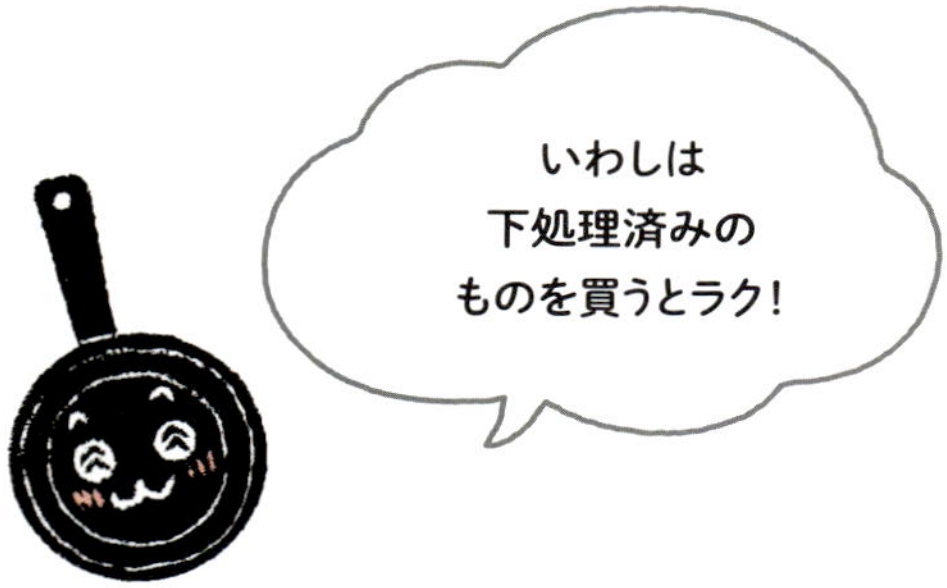

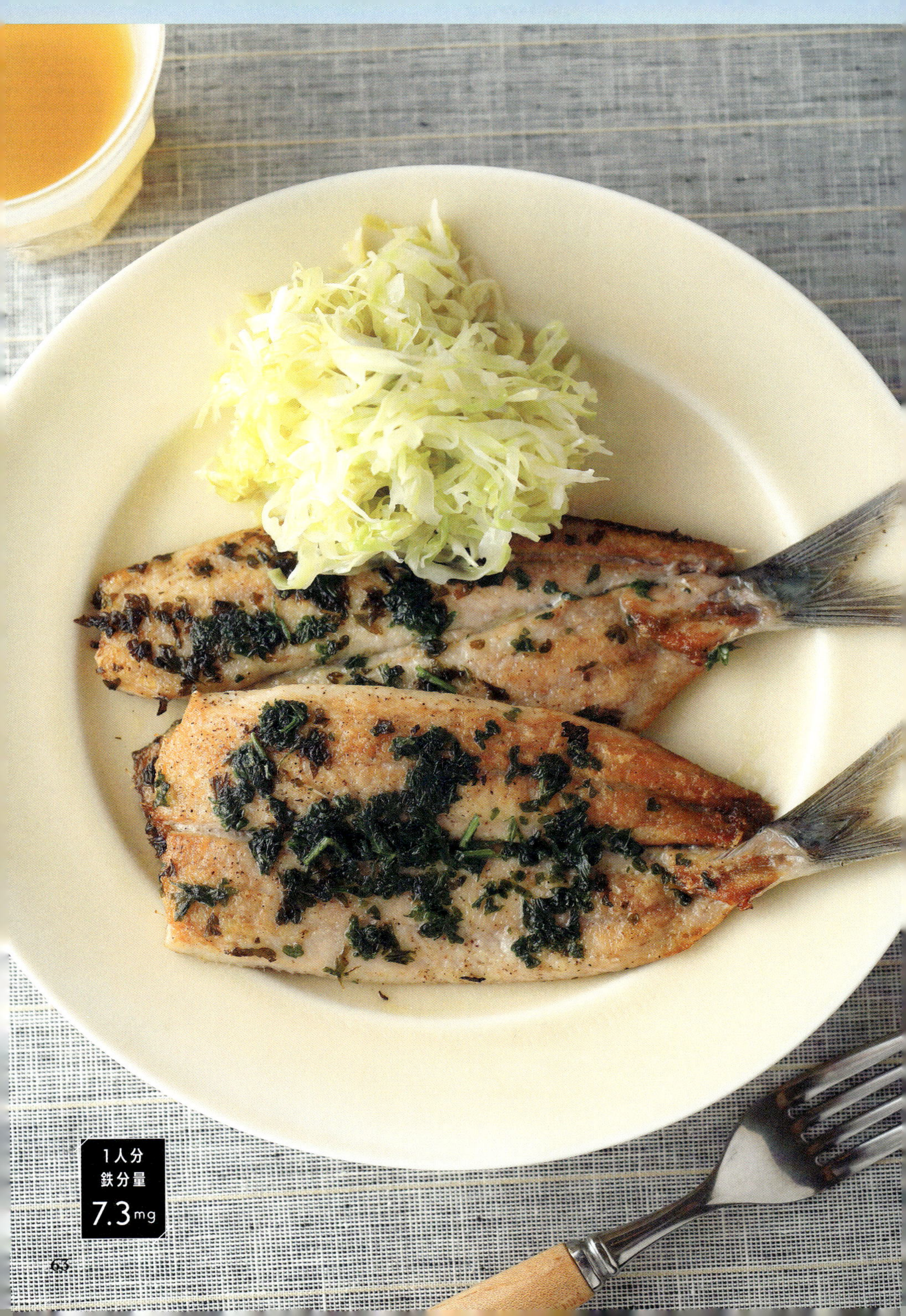

1人分
鉄分量
7.3mg

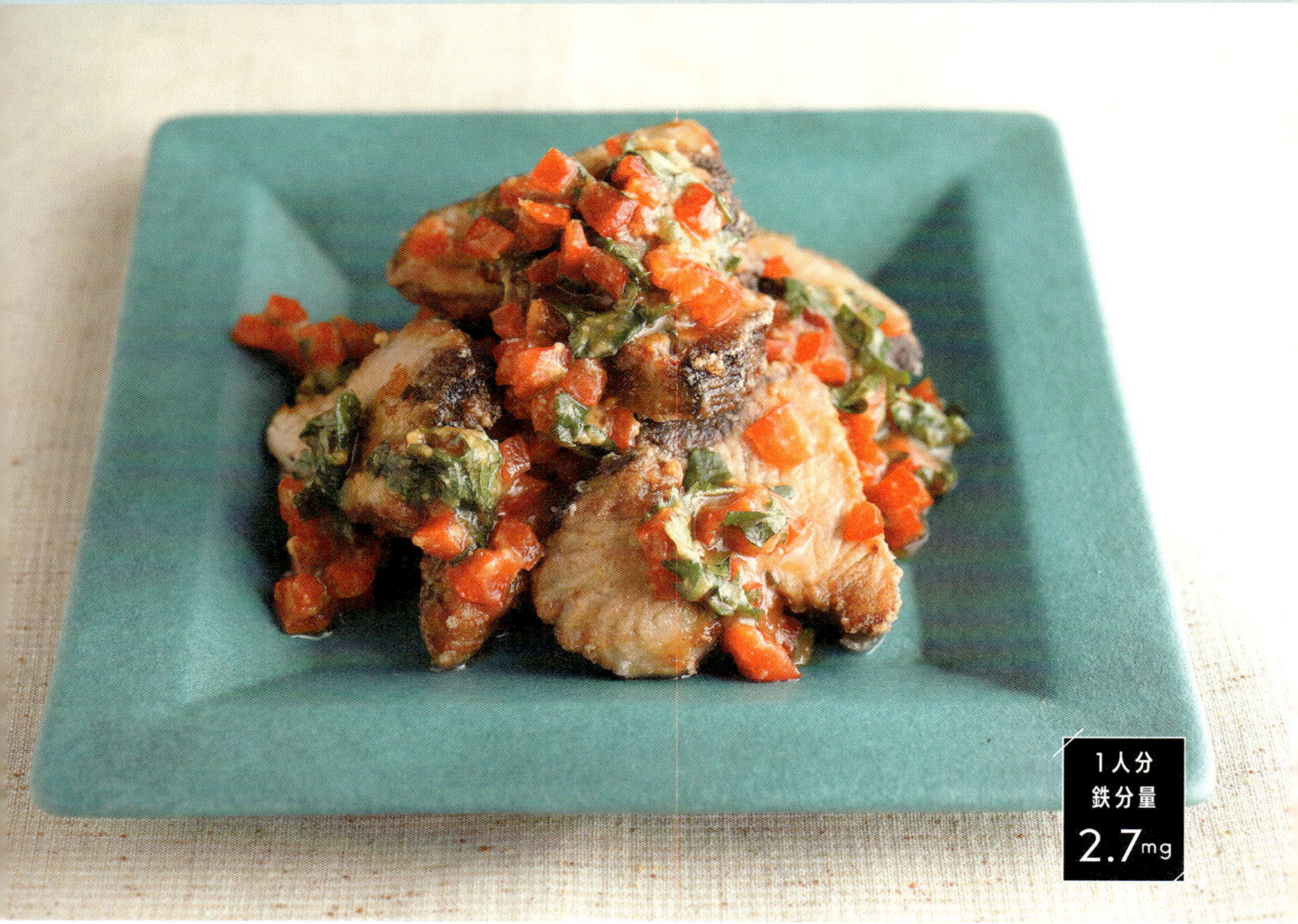

かつおの竜田揚げ 甘酢みそだれ

かつおは少なめの油で揚げ焼きすればラク。香味野菜を混ぜた
甘めの酢みそをかけたら、おいしさも栄養価もアップ！

材料（2人分）

かつお（刺身用）…200〜250g
赤パプリカ…1/3個
青じそ…5枚
サラダ油…大さじ4

A
酒・しょうゆ…各大さじ2
しょうが汁…少々

B
みそ…大さじ1
煮切りみりん（※）・砂糖
…各大さじ1/2
酢…小さじ1
ごま油…少々

※「煮切りみりん」の作り方：耐熱容器にみりんを入れ、電子レンジ（600W）で10秒加熱し、アルコール分を飛ばす。

作り方

1 かつおは1cm幅に切り、混ぜ合わせた**A**に入れ、途中上下を返して10分ほど漬ける。パプリカ、青じそはみじん切りにし、混ぜ合わせた**B**に加えて混ぜる。

2 かつおをとり出し、キッチンペーパーで汁けをよくふきとり、片栗粉適量（分量外）をはたきつける。フライパンに油を入れて中温（約170℃）に熱し、かつおを入れて揚げ、油をきってとり出す。

3 皿に**2**を盛り、パプリカと青じそを混ぜた**B**をかけていただく。

point

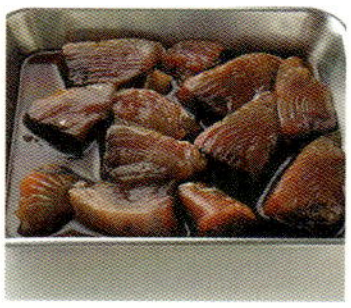

しょうがじょうゆだれにかつおを漬け込むのがポイント。魚特有の臭みを抑えられる。汁けをふいてから片栗粉を。

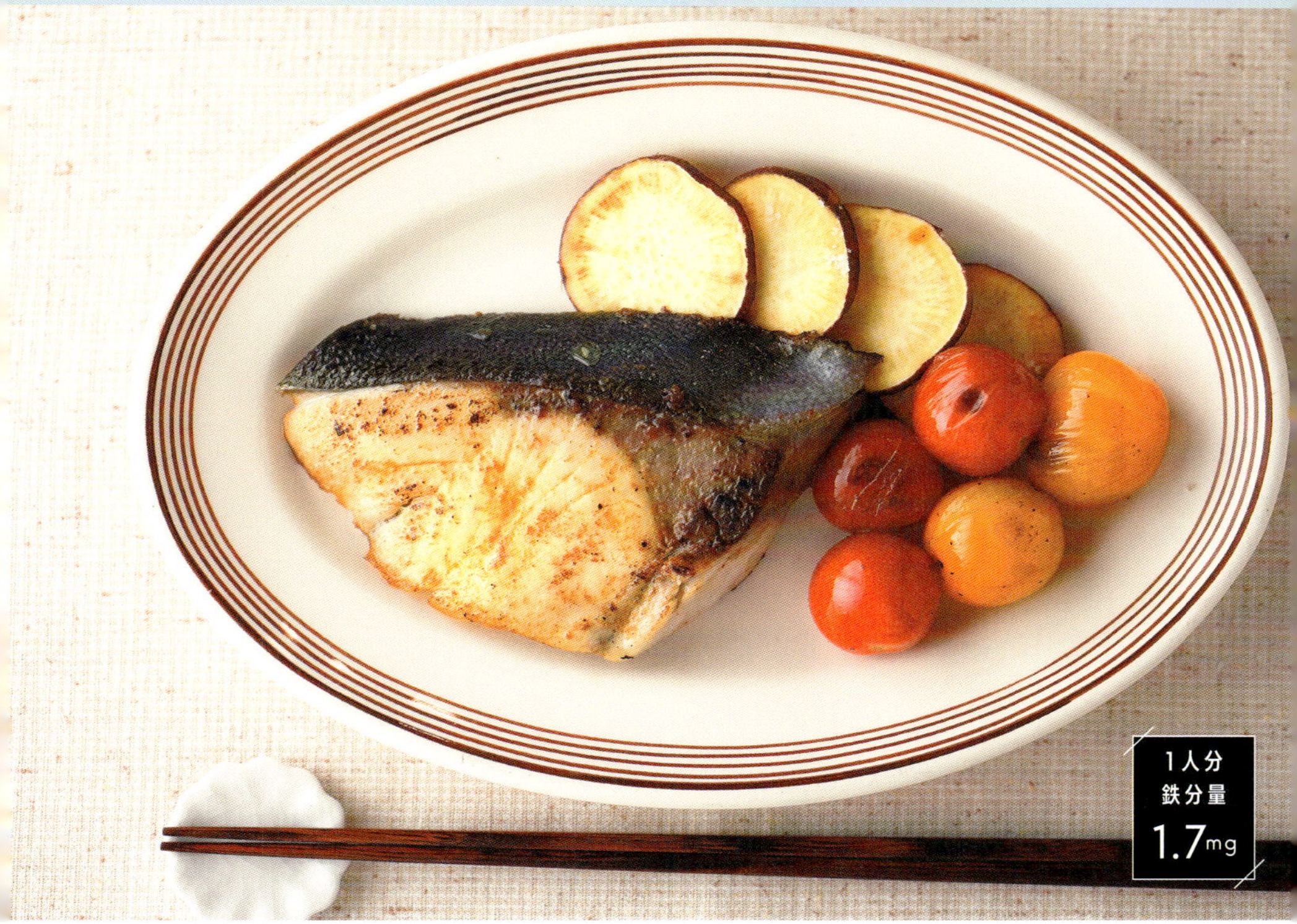

ぶりのカレーソテー

鉄フライパンでこんがりと！　スパイシーな香りが食欲をそそります。
ご飯にもパンにも合いますよ

材料（2人分）

ぶり…2切れ
さつまいも…1/2本
ミニトマト…10個
オリーブオイル…大さじ1
塩…少々
A 酒…大さじ1と1/2
カレー粉…小さじ1
塩…小さじ1/3

作り方

1 さつまいもはよく洗って皮はむかずに、6〜7㎜厚さの輪切り（太ければ半月切り）にする。ミニトマトはへたをとる。**A**は混ぜ合わせる。

2 フライパンにオリーブオイルを中火で熱し、ぶりとさつまいも、ミニトマトを並べ入れる。途中で上下を返して両面に焼き色がついたらふたをし、弱火で2〜3分蒸し焼きにする。

3 さつまいもとミニトマトを皿に盛り、軽く塩をふる。**2**のフライパンに**A**を回し入れ、ぶりにからめて皿に盛る。

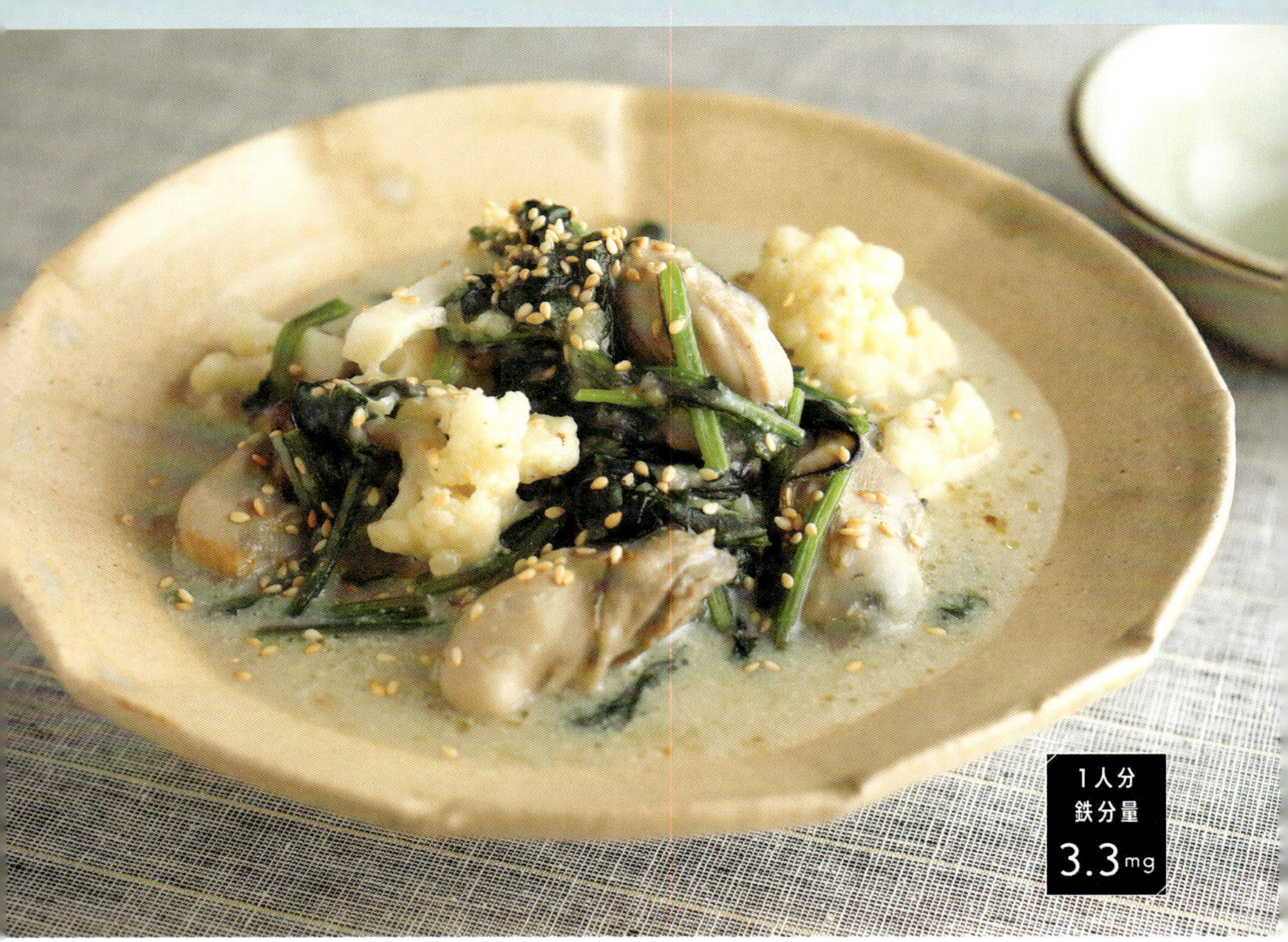

かきの豆乳クリーム煮

鉄分豊富なかきと栄養価の高い野菜を豆乳でまろやかに。
非ヘム鉄とビタミンCも一皿でとれるメニューです

材料(2人分)

かき(加熱用／大きめ)
　…6個(約200g)
ほうれん草…1/2束(100g)
カリフラワー…1/2株(100g)
ごま油…大さじ1
豆乳(無調整)…1/2カップ
小麦粉…大さじ1と1/3
塩…小さじ1/3
こしょう・白いりごま…各少々

A
水…2/3カップ
酒…大さじ1
顆粒鶏がらスープの素
　…小さじ1/2

作り方

1. かきは塩少々(分量外)をふって軽くもみ、水でよく洗う。これをもう一度繰り返し、キッチンペーパーで水けをふきとる。カリフラワーは小房に分ける。ほうれん草は根元を落とし、3cm長さに切る。
2. フライパンにごま油を中火で熱し、ほうれん草を炒める。全体に油が回ったら、小麦粉をふって粉っぽさがなくなるまで炒め、**A**、カリフラワー、かきを加えてふたをし、弱めの中火で3～4分煮る。
3. 豆乳を2～3回に分けて加え、その都度混ぜながら2～3分煮る。塩、こしょうで味を調え、器に盛ってごまをふる。

point

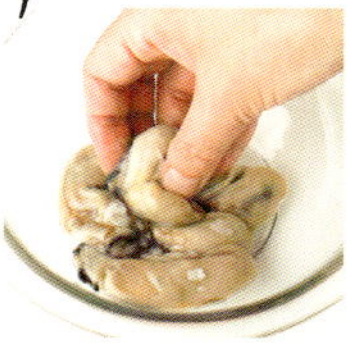

かきは塩少々をふり、手でやさしくもんでから流水で洗い流す。2回繰り返して水けをよくふいて。

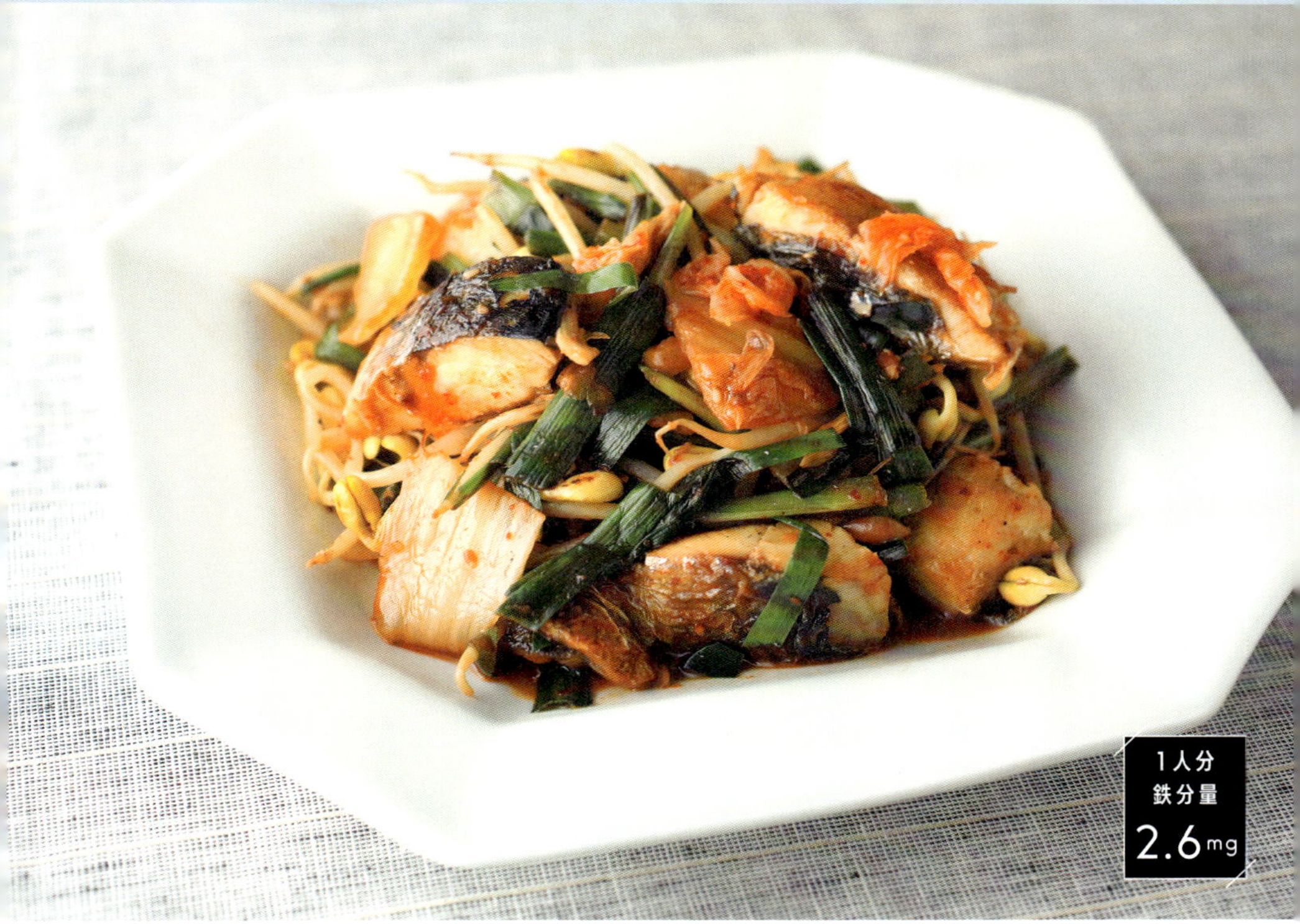

塩さばキムチ炒め

安価な塩さばがボリューミーで栄養価の高いおかずに！
葉酸豊富なにらや乳酸菌を含むキムチを加えて

材料（2人分）

塩さば（半身）…1枚（200g）
豆もやし…1/2袋（100g）
にら…1/2束
キムチ…70g
ごま油…大さじ1
A 酒…大さじ1
顆粒鶏がらスープの素…小さじ1/3
塩…少々

作り方

1 さばは3cm幅に切る。豆もやしは気になればひげ根をとる。にらは3〜4cm長さに切る。キムチは大きければ食べやすく切る。
2 フライパンにごま油を中火で熱し、さばを両面焼きつけたら、ふたをして2分ほど蒸し焼きにする。キムチと豆もやしを加えて2分ほど炒め、**A**を入れて混ぜ合わせる。にらを加えて手早く炒め合わせ、ごま油少々（分量外）をふって火を止める。

卵のおかず

卵はたんぱく質が多く、とくに卵黄は非ヘム鉄を含みます。
鉄フライパンで調理すれば、おいしさもひとしお。
ぜひお試しください。

オープンオムレツ

鉄フライパンでこんがり焼いた、具だくさんのオムレツ。
簡単おいしくて、鉄分もしっかり！

材料（2人分／直径18〜20cmのフライパン1個分）

合いびき肉…100g
卵…4個
じゃがいも…1個（120〜130g）
ピーマン…大1個
玉ねぎ…1/4個
サラダ油…大さじ2
塩…小さじ1/2
粗びき黒こしょう…少々
パセリ…少々
トマトケチャップ（お好みで）…適量

作り方

1 じゃがいもは皮をむいて1.5cm角に切り、耐熱ボウルに入れてふんわりとラップをし、電子レンジ（600W）で5分加熱する。ピーマンは小さめの乱切り、玉ねぎは粗みじん切りにする。パセリは粗みじん切りにする。卵は大きめのボウルに溶いておく。

2 フライパンに油の半量を熱し、ひき肉を色が変わるまで炒める。1のピーマン、玉ねぎを加えて炒め、じゃがいもも入れて炒め合わせ、塩、こしょうをし、溶き卵の入ったボウルに入れ、よく混ぜる。

3 フライパンに残りの油を中火で熱し、2を一気に流し入れて手早く大きく混ぜ、ふんわりとしたらふたをし、弱火で3分ほど蒸し焼きにする。パセリを散らして食べやすく切り、お好みでケチャップをかける。

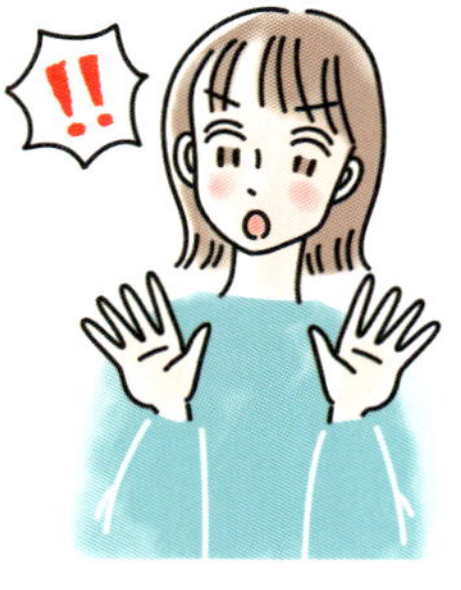

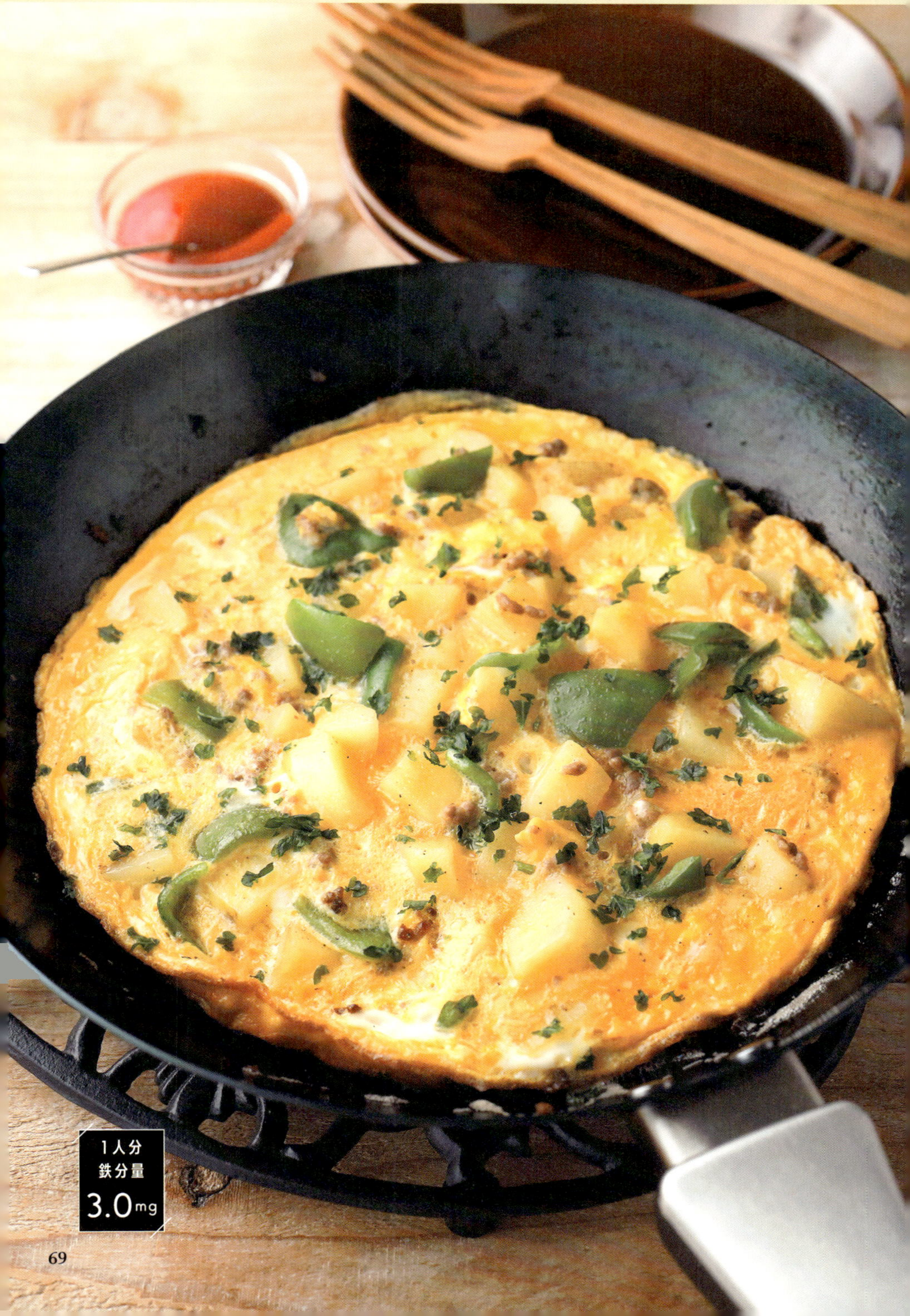

1人分
鉄分量
3.0mg

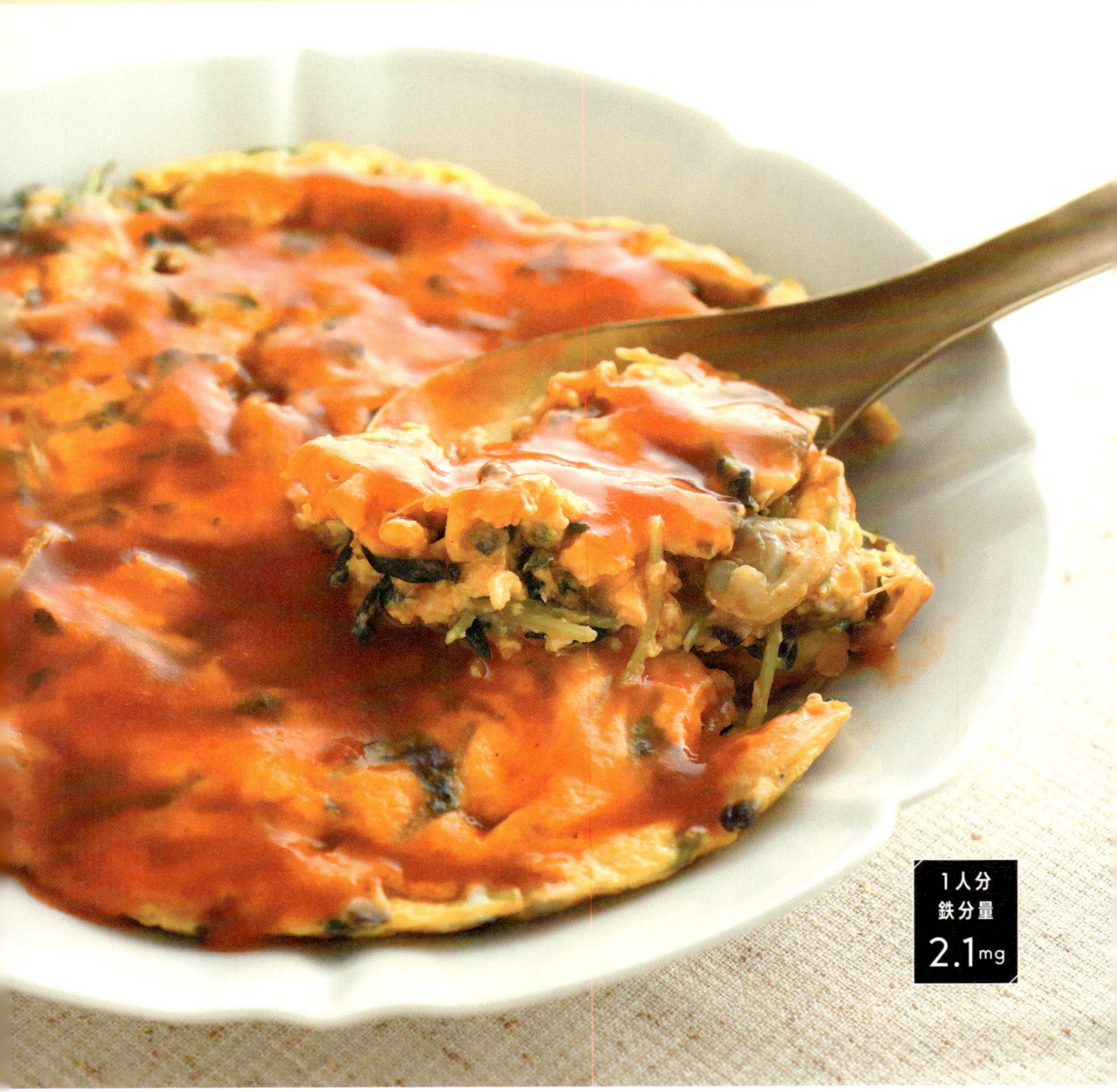
1人分
鉄分量
2.1mg

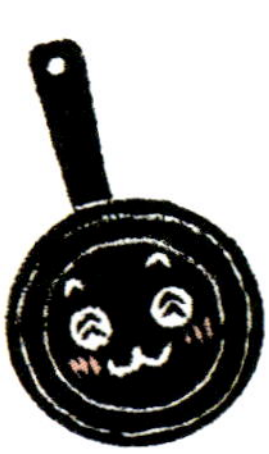

かに玉

ふんわり卵の中にかにがたっぷり。
ケチャップ味のあんをかけたら、ご飯にも合う一皿に。
かにのかわりにひき肉でも

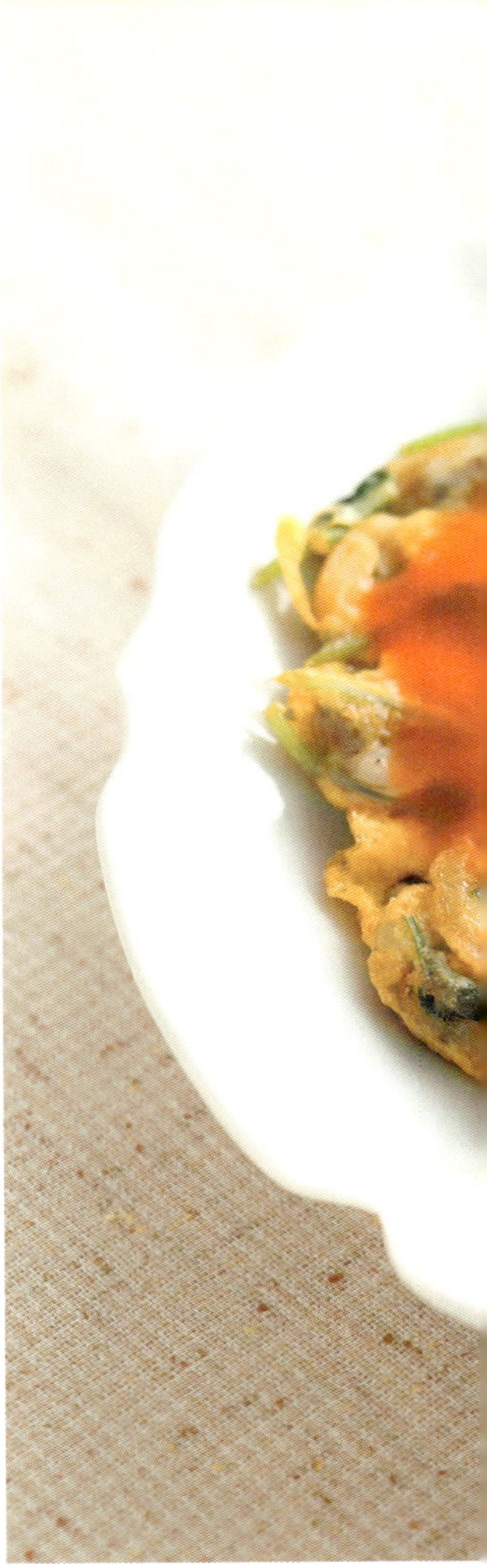

材料（2人分）

かにのくずし身…80〜90g
卵…4個
豆苗…1/2袋
長ねぎ…1/2本
生しいたけ…2個
塩・こしょう…各少々
サラダ油…大さじ1

A
水…1/2カップ
酢…大さじ1
トマトケチャップ…大さじ1/2
砂糖…小さじ2
しょうゆ…小さじ1
ごま油…少々

【水溶き片栗粉】
片栗粉・水…各小さじ1

作り方

1 卵は大きめのボウルによく溶いておく。かには身をほぐしておく。長ねぎはみじん切り、生しいたけは小さめの角切り、豆苗は2〜3cm長さに切る。
2 フライパンに半量の油を熱し、長ねぎ、しいたけ、豆苗、かにを炒めて塩、こしょうをし、溶き卵が入ったボウルに入れる。
3 空いたフライパンをきれいにし、残りの油を熱して**2**を一気に流し入れる。手早く大きく混ぜて、ふんわりとしたらすぐに火を止める。しばらくそのままおいて余熱で火を通し、皿に盛る。
4 空いたフライパンをきれいにし、**A**を入れて火にかけ、水溶き片栗粉でとろみをつけて**3**にかける。

point

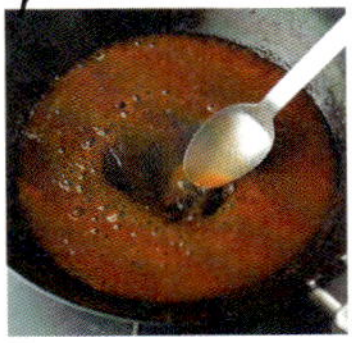

中華あんはケチャップの酸で、鉄フライパンの鉄が溶け出るので鉄量アップ！

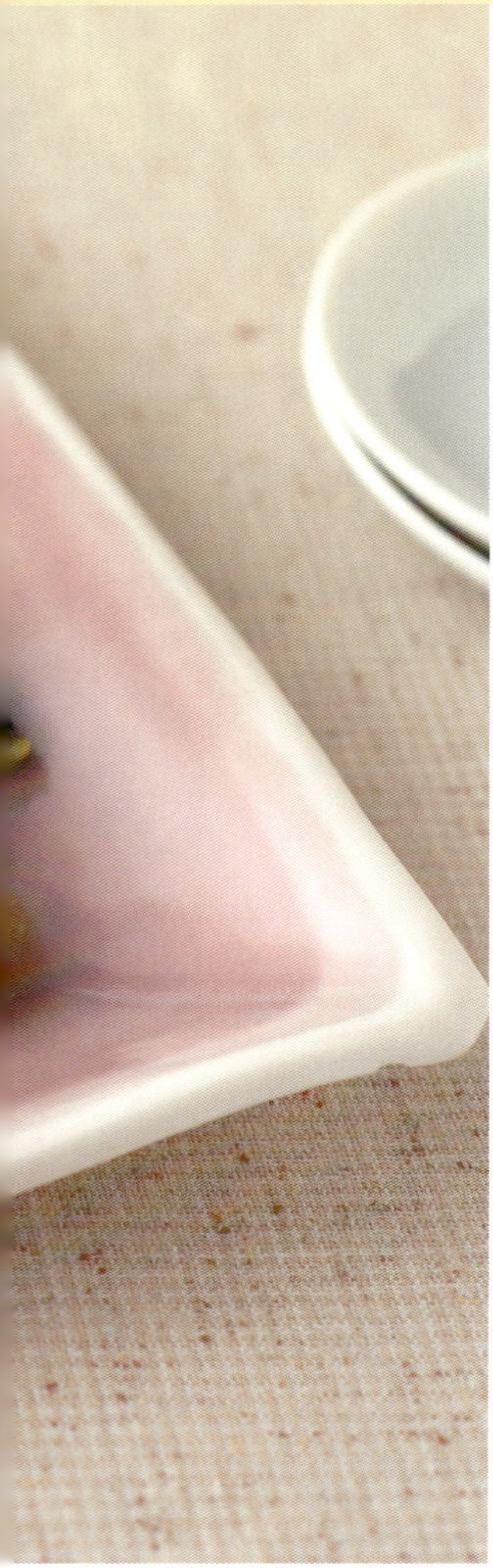

小松菜の
ふんわり卵炒め

非ヘム鉄を含む小松菜を卵と炒めるだけ。
赤パプリカは加熱しないのでビタミンCの損失が
少なく、シャキシャキ感がアクセントに

材料（2人分）

卵…2個
小松菜…1束（200g）
赤パプリカ…1/4個
サラダ油…大さじ1
A　酒…大さじ1
　　しょうゆ…小さじ2
　　塩…少々
塩・こしょう…各少々

作り方

1 小松菜は1～1.5cm長さに切る。卵は**A**を入れて溶く。パプリカは小さめの角切りにし、塩少々をふってもんでおく。

2 フライパンに半量の油を中火で熱し、**1**の卵を流し入れて大きく混ぜ、やや火が通ってふんわりとしたら皿にとり出す。

3 フライパンに残りの油を中火で熱し、小松菜をサッと炒め、軽く塩、こしょうをし、卵を戻し入れる。強火でひと混ぜし、皿に盛り、パプリカを散らす。

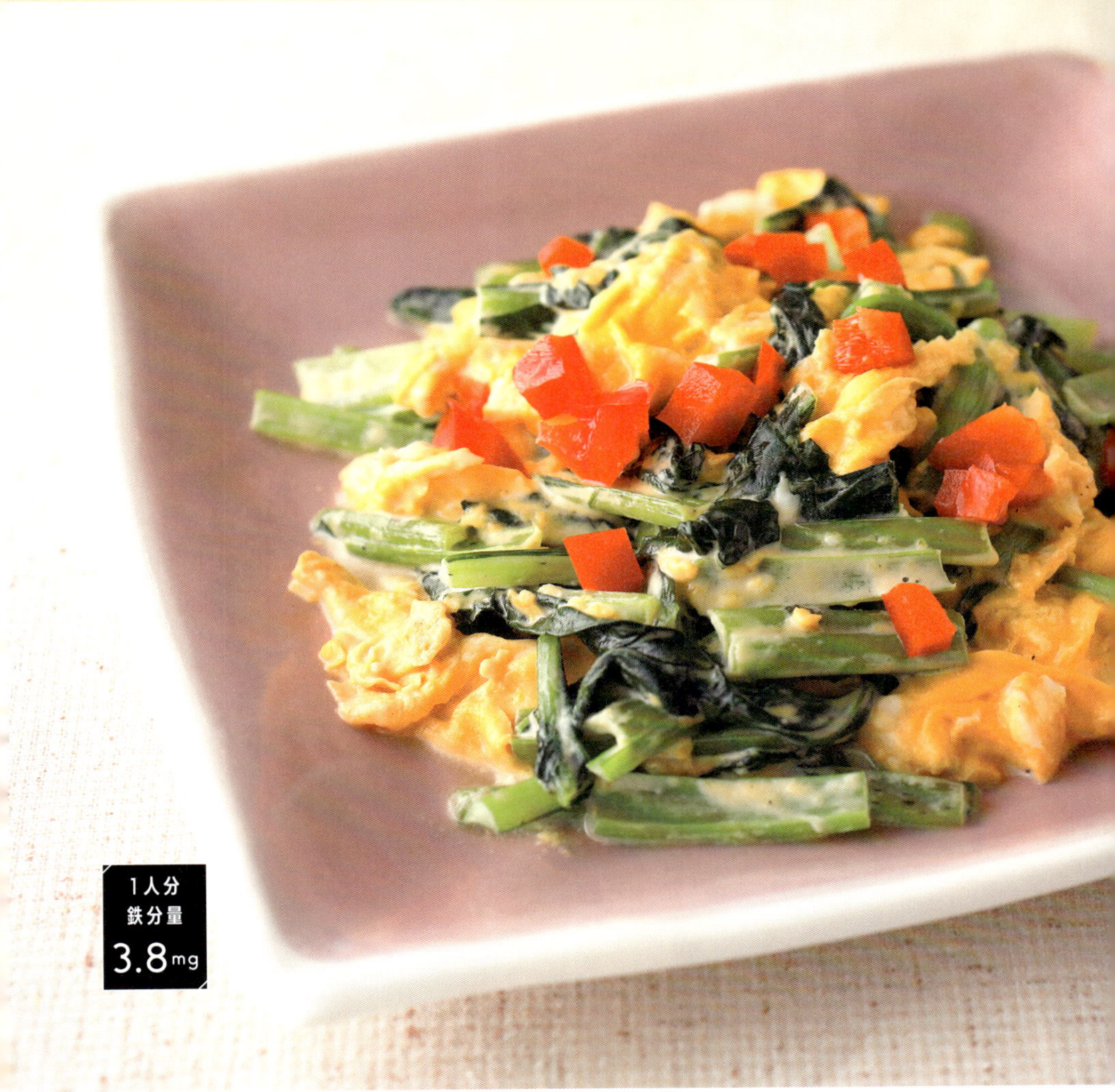

1人分
鉄分量
3.8mg

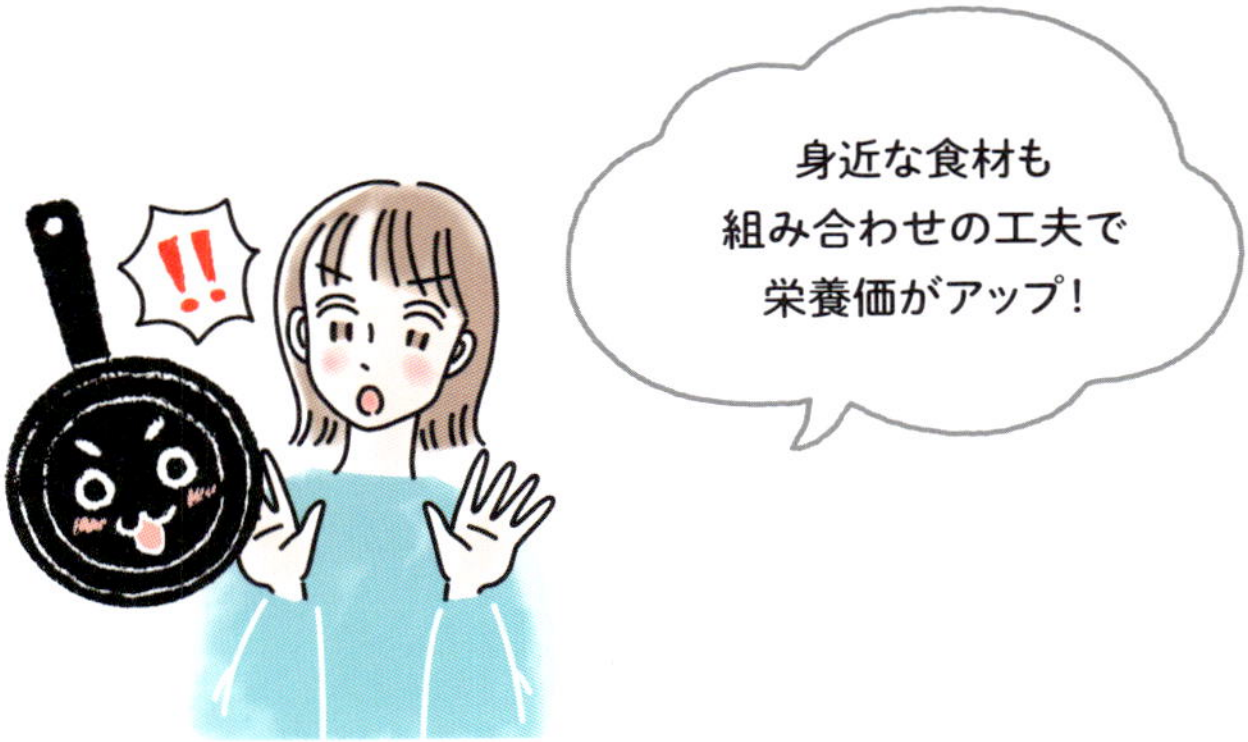
!!
身近な食材も
組み合わせの工夫で
栄養価がアップ！

ご飯もの

栄養が偏りがちなご飯ものも、鉄分を含む食材を加え、鉄フライパンで調理することで、鉄をとることができます。

シーフードピラフ

ヘム鉄を多く含むあさりと高たんぱく・低糖質のえびをたっぷり。お米から鉄フライパンで炊く間に、鉄分も溶け出します

材料（2〜3人分／直径26cmのフライパン1個分）

むきえび…150g
あさりのむき身（冷凍）…80g
玉ねぎ…1/4個
米…2合
バター…大さじ2（約25g）
粗びき黒こしょう…少々
A 水…360mℓ
　顆粒スープの素…小さじ1
　塩…小さじ2/3〜1
　こしょう…少々
パセリ・レモン…各適量

作り方

1 あさりは解凍し、水けをきる。米はといでざるにあげ、水けをしっかりきる。玉ねぎは粗みじん切り、パセリはみじん切りにする。

2 フライパンにバターを中火で熱し、玉ねぎを透き通るまで炒め、**1**の米も加えてしっかり炒め合わせる。

3 **A**を加えて混ぜ、えびとあさりを均等にのせて強火にする。煮立ったらふたをして、弱火で13〜14分炊く。そのまま5〜6分蒸らし、パセリを散らして黒こしょうをふる。お好みでレモン汁を絞っていただく。

point

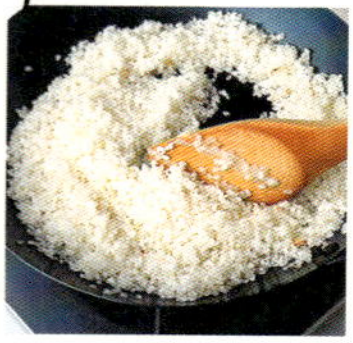

米はバターを溶かした鉄フライパンでよく炒めてから炊く。パラパラッと香りのいいピラフが完成！

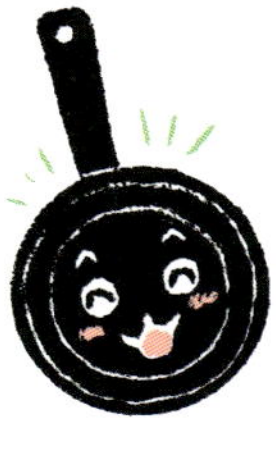

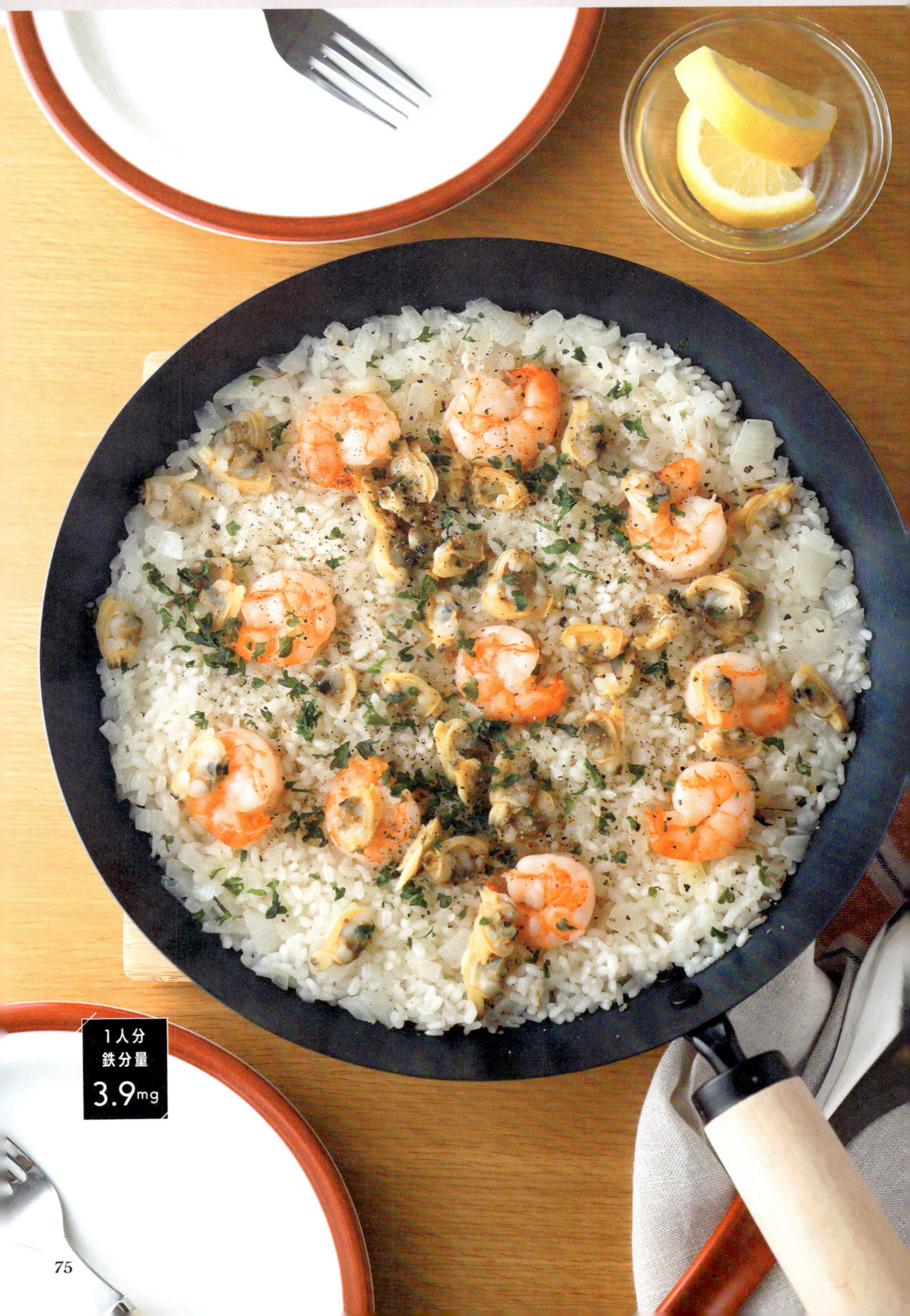

1人分
鉄分量
3.9mg

レバーとほうれん草の
キーマカレー

通常はひき肉で作るところを、刻んだ鶏レバーで。
ケチャップを入れて煮込むから、酸味でフライパンの
鉄が溶け出るのもミソ

材料（2人分）

鶏レバー…150g
ほうれん草…1束（200g）
トマト…1個（150g）
玉ねぎ…1/4個
サラダ油…大さじ1
A カレー粉…大さじ1と1/3
　トマトケチャップ・酒…各大さじ1
　顆粒スープの素・塩…各小さじ1/2
温かいご飯…茶碗2杯分

作り方

1 レバーは下処理をし（51ページ参照）、サッと下ゆでをして、なるべく小さく切る。ほうれん草は1㎝幅のざく切り、玉ねぎはみじん切り、トマトは小さめのざく切りにする。

2 フライパンに油を中火で十分熱し、玉ねぎを透き通るまで炒め、レバーを加えて炒める。肉の色が完全に変わったら、ほうれん草を加えてしんなりするまで炒め、トマトも加えて炒める。

3 ふたをして弱火で約4〜5分、蒸し煮にする。**A**を順に入れ、混ぜながら軽く炒める。器に盛ったご飯にかける。

point

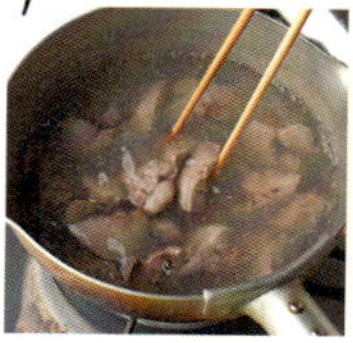

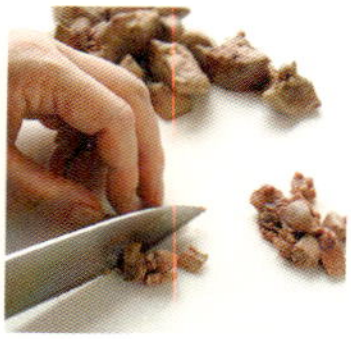

鶏レバーは下ゆでをしてから切ると細かく刻みやすい。なるべく小さく切るとカレーがよくからんで美味。

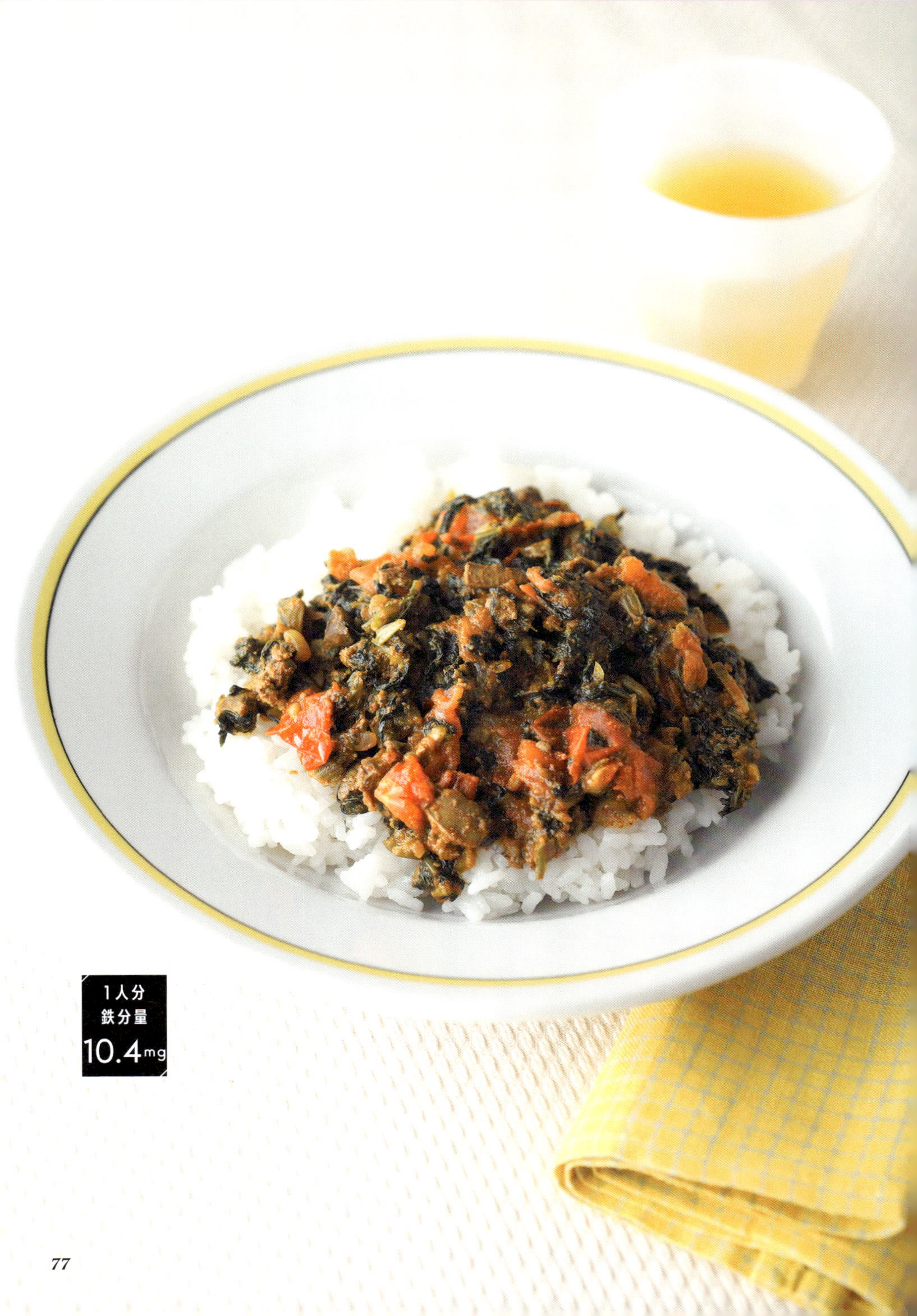

1人分
鉄分量
10.4mg

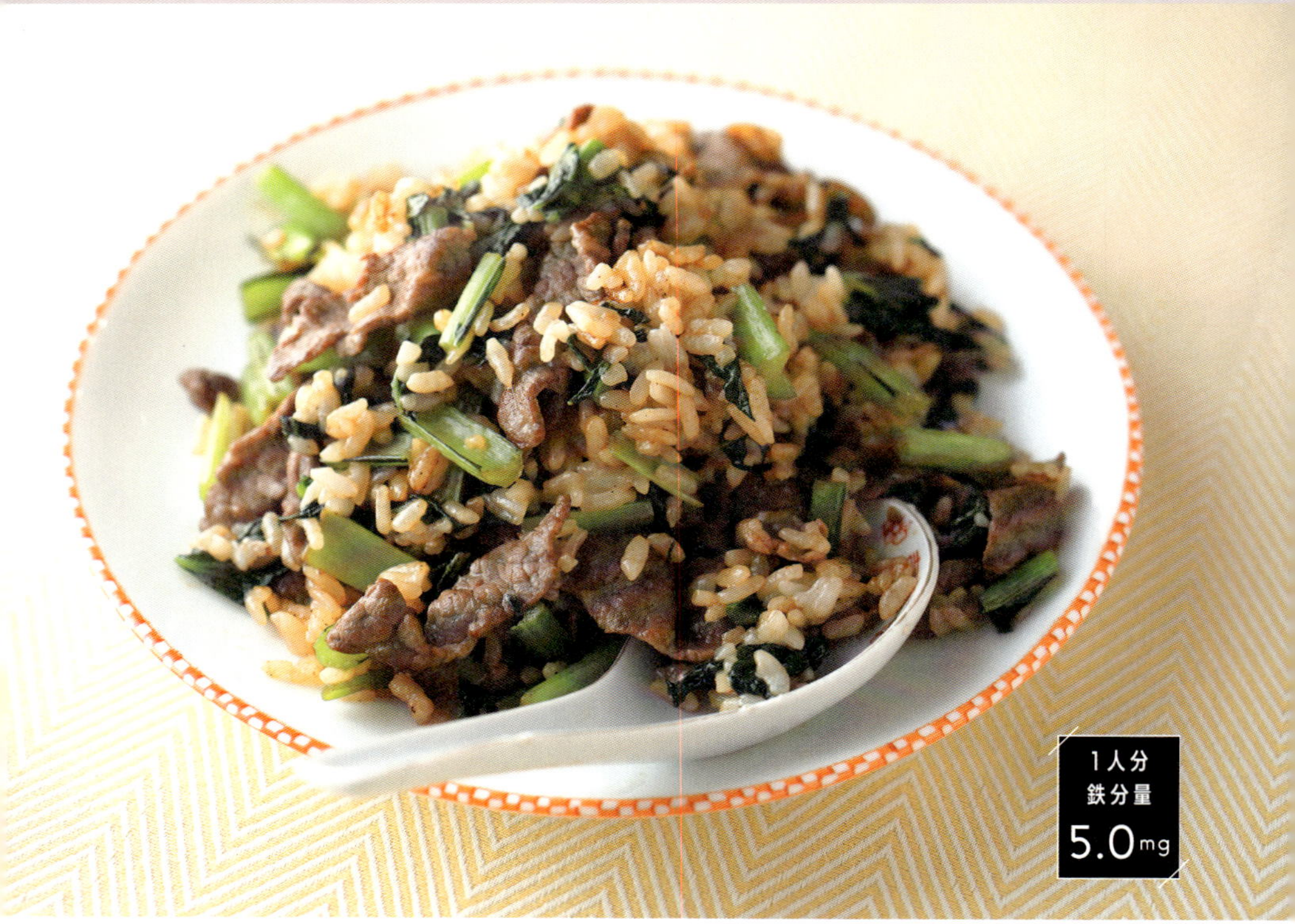

牛肉と小松菜のチャーハン

鉄フライパンをしっかり熱してから食材を焼き、炒めるのがコツ。
パラパラッとおいしい、ちょっとぜいたくチャーハンです

材料（2人分）

牛もも薄切り肉…150g
小松菜…1束（200g）
温かいご飯
　…茶碗軽く2杯分
サラダ油…大さじ1
しょうゆ…大さじ1
塩・こしょう…各少々
A 酒…大さじ1
　オイスターソース
　　…大さじ1/2

作り方

1 小松菜は水けをよくきって、2cm幅のざく切りにする。牛肉は食べやすく切り、**A**をもみ込む。

2 フライパンに油を中火で十分熱し、牛肉を入れて炒める。色が変わってきたら、小松菜を加えてしんなりするまで炒め、ご飯も加えて炒める。

3 鍋肌からしょうゆを回し入れ、塩、こしょうで味を調える。

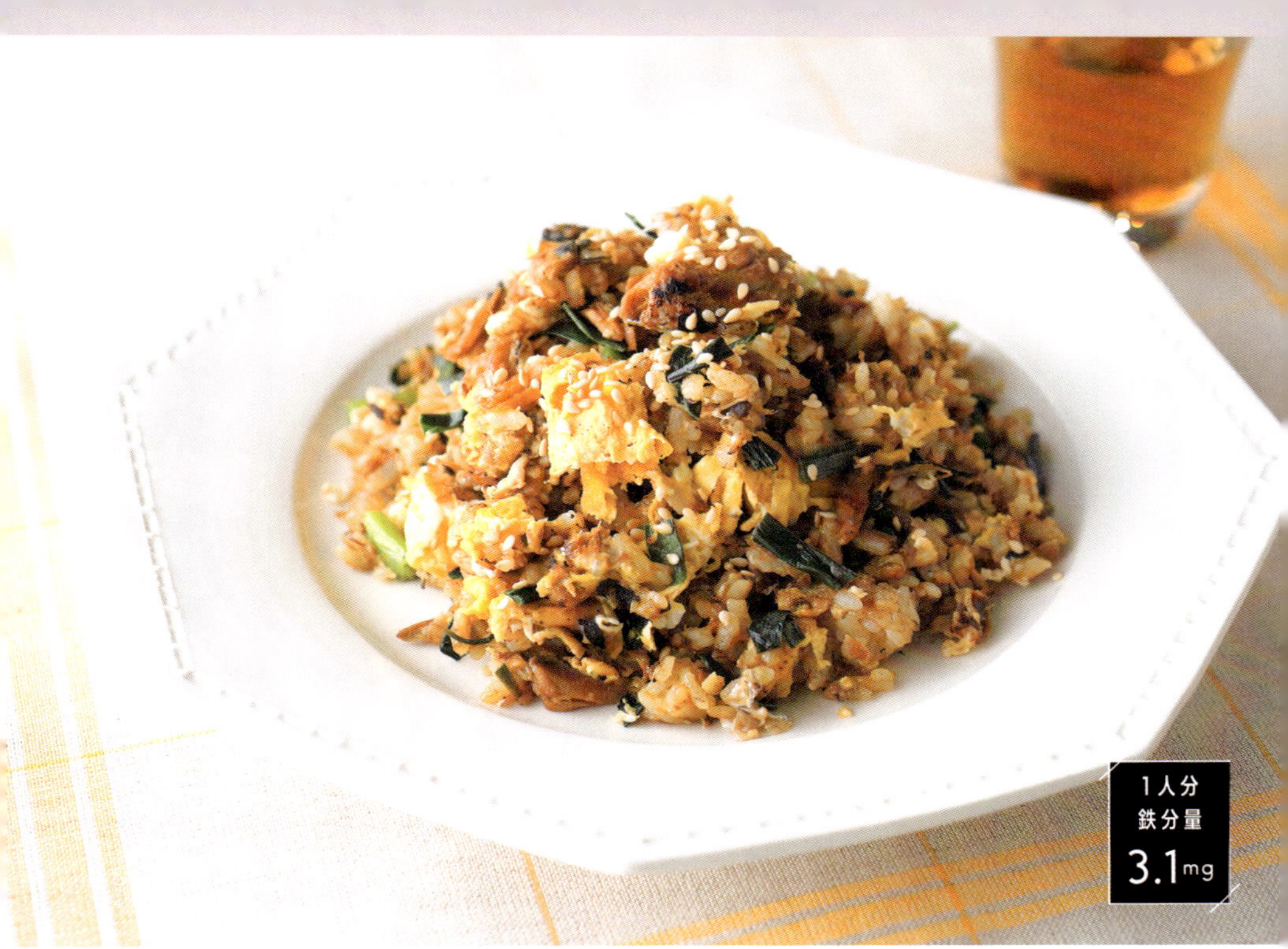

さばにらチャーハン

ヘム鉄豊富なさばを缶詰利用で手軽に!
コクのあるみそだれで、簡単に味が決まります

材料(2人分)

さばのみそ煮(缶詰)
…1缶(200g)
卵…2個
にら…1/2束
しょうが…小1片
温かいご飯
…茶碗軽く2杯分
サラダ油
…大さじ1/2
ごま油…小さじ1
塩…少々

作り方

1 にらは2〜3cm幅に切り、しょうがはみじん切りにする。卵は溶いておく。さばは汁を軽くきってざっくりとほぐす(汁はとっておく)。

2 フライパンに油を弱めの中火で熱してしょうがを炒める。さばとにらを加え、強めの中火で手早く炒める。卵を回し入れ、ふんわりとしたらご飯を加え、手早く炒め合わせる。

3 さばの缶汁を大さじ1入れて炒め合わせ、塩で味を調え、ごま油をふる。

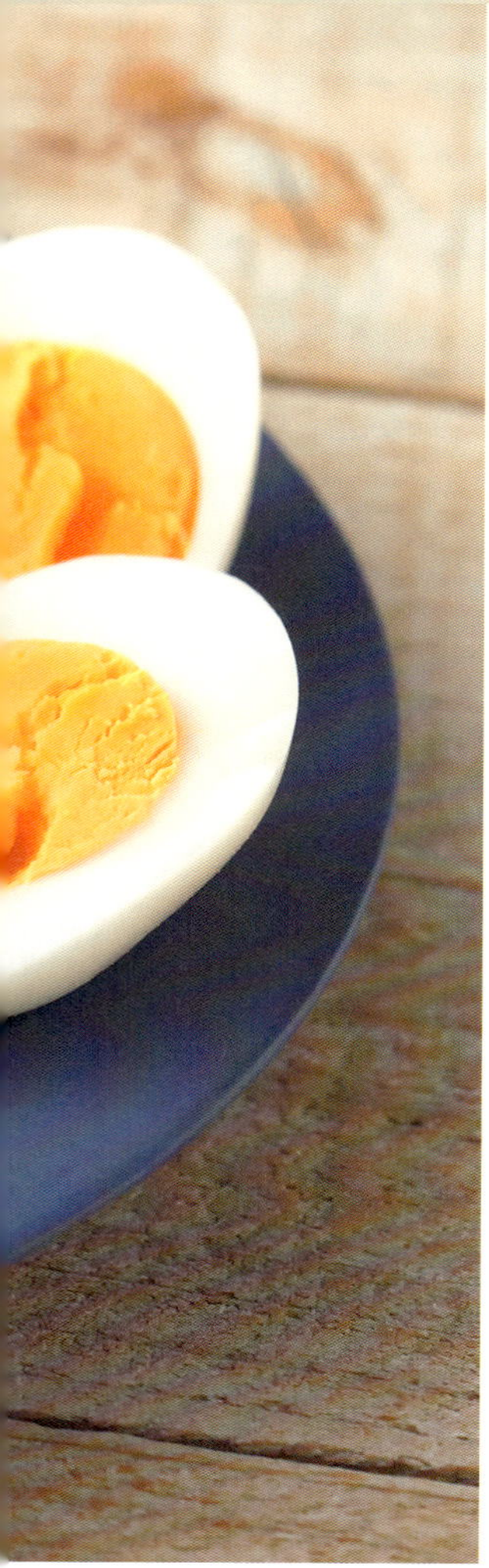

麺もの

炭水化物過多になりがちな麺ものにも、
鉄やその他の栄養素を含む食材プラス！
味も食べごたえも満点です。

ルーロー焼きそば

台湾で有名なルーロー飯を
焼きそばでアレンジ。甘めの
オイスター味がレバーによく合います

材料（2人分）

豚レバー…150g
ほうれん草…1束（150g）
にんにく・しょうが…各小1片
焼きそば麺…2袋
ごま油…大さじ1/2
水…1/4カップ
五香粉…小さじ1/4
A しょうゆ…大さじ1と1/2
　砂糖…大さじ1と1/3
　酒・オイスターソース…各大さじ1
　ごま油…小さじ1
固ゆで卵…2個

作り方

1. レバーは下処理をし（51ページ参照）、小さめに切る。ほうれん草は水けをよくとって2〜3cm幅に切る。にんにくとしょうがはみじん切りにする。**A**は混ぜ合わせる。
2. フライパンにごま油を熱し、にんにく、しょうが、レバーを入れて中火で炒める。肉の色が完全に変わったら、ほうれん草を加えて少ししんなりするまで炒め合わせ、麺と水を加えてふたをし、弱めの中火で3分蒸し焼きにする。
3. 麺をよくほぐし、**A**を回し入れて炒め、五香粉をふって炒める。器に盛り、半分に切ったゆで卵を添える。

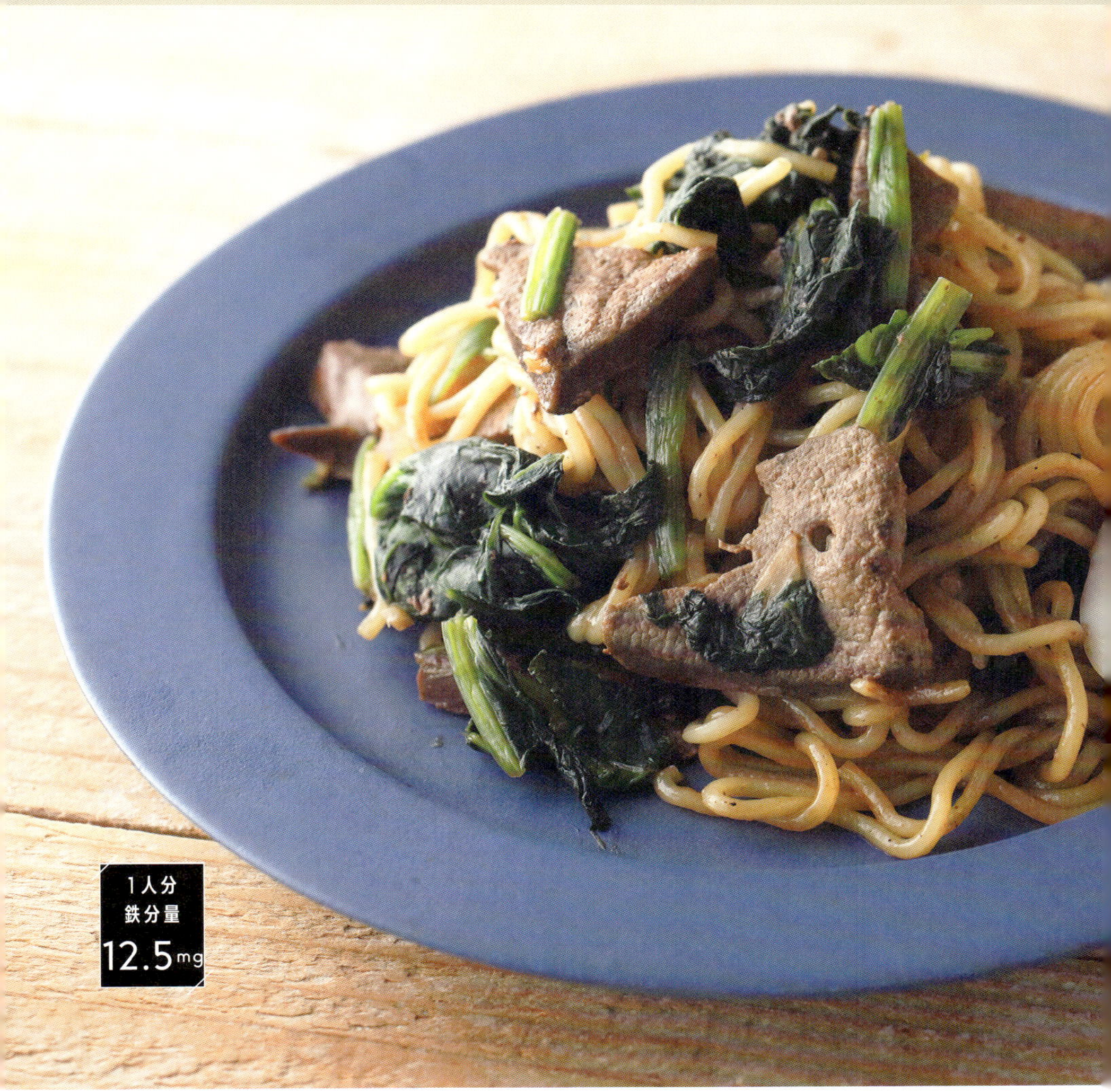

point

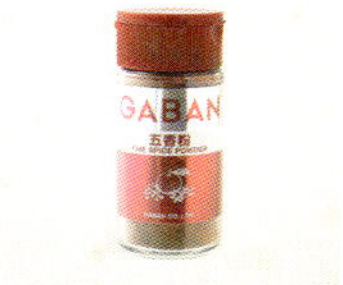

桂皮（シナモン）、丁香（クローブ）、花椒、八角などが入った五香粉。ひとふりするだけでアジアンテイストに！

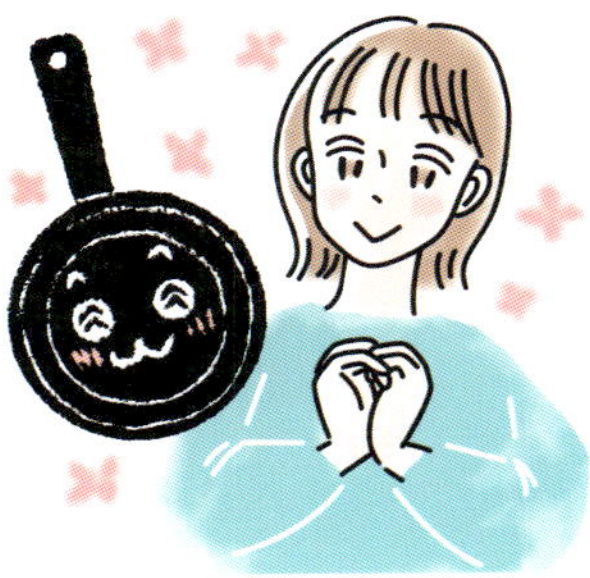

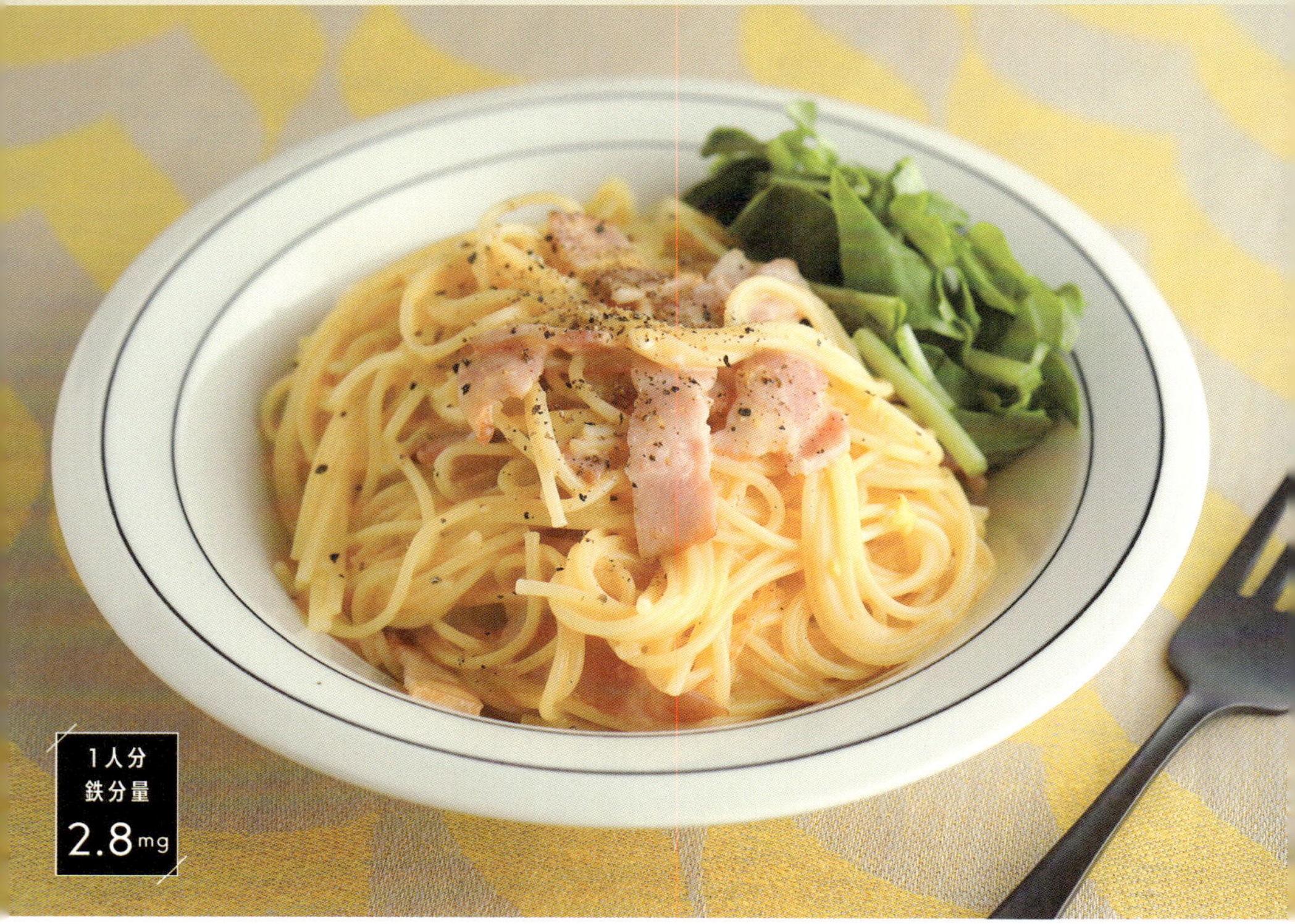

ワンパン豆乳カルボナーラ

パスタをフライパンでゆでたら水きり不要。ゆで汁がほぼなくなった麺に豆乳や卵を混ぜたら、あっという間にできあがり!

材料(2人分)

ベーコン…3枚
卵…2個
スパゲッティ
(1.4㎜・5分ゆでタイプ)
…160g
豆乳(無調整)…1/2カップ
オリーブオイル…大さじ1
粗びき黒こしょう…適量
A 水…2カップ
塩…少々
ルッコラ…適量

作り方

1 ベーコンは1㎝幅に切り、ルッコラは食べやすく切る。卵は溶いておく。

2 フライパンにオリーブオイルを弱めの中火で熱し、ベーコンを炒める。Aと半分に折ったスパゲッティを入れ、ふたをして強めの中火にかける。煮立ったら一度ほぐすように混ぜ、再びふたをして弱めの中火で5分加熱する。

3 ふたをとり、強めの中火にして混ぜながら水分を飛ばし、豆乳を加えて混ぜる。最後に溶き卵を加えて大きく混ぜ、すぐに火を止める。器に盛り、黒こしょうをふり、ルッコラを添える。

point

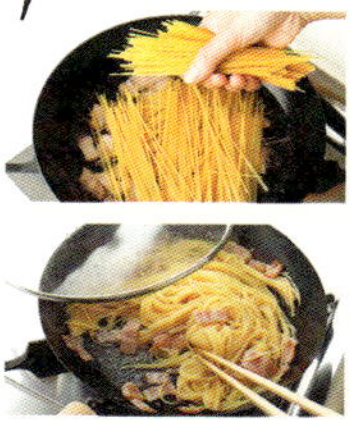

スパゲッティは1.4㎜・5分ゆでタイプを用いて。麺と水の量、火加減、加熱時間はレシピに従って。ふたをとると水分がほぼない状態。あとは火を強めて水分を飛ばすのがコツ。

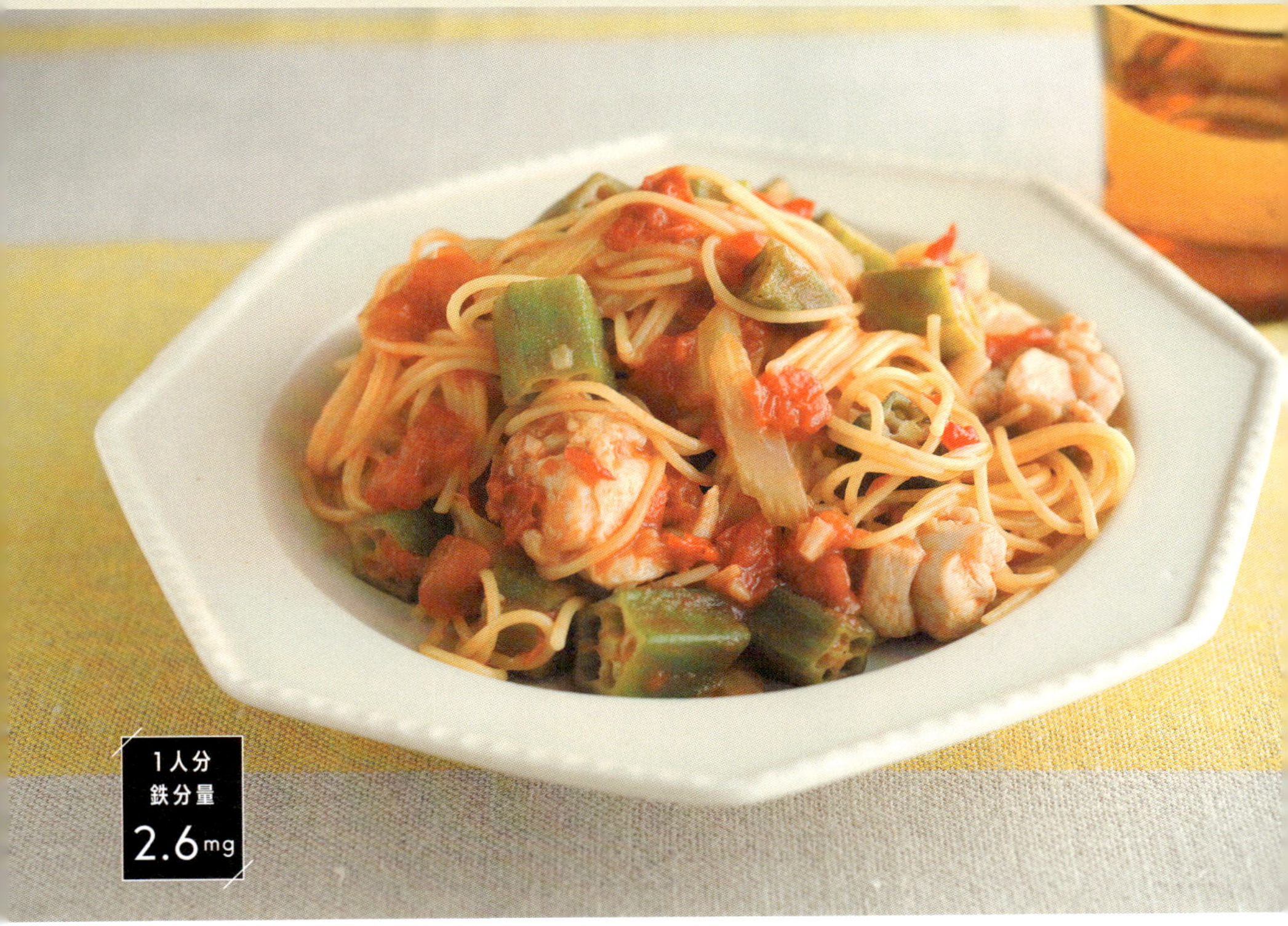

ガンボ風ワンパンパスタ

鶏肉や野菜がたくさん入ったボリュームパスタも
フライパンの1工程でササッと作れます

材料（2人分）

鶏もも肉…1枚（200〜250g）
オクラ…1袋（10本）
セロリ…1本
にんにく…1片
カットトマト缶…1/2缶（200g）
スパゲッティ
（1.4㎜・5分ゆでタイプ）…160g
オリーブオイル…大さじ1
塩…小さじ1/2
砂糖…少々

A
水…1と2/3カップ
酒…大さじ1
顆粒スープの素…小さじ1/3

作り方

1 鶏肉は小さめのひと口大に切り、塩、こしょう（ともに少々、分量外）をふる。オクラは塩少々（分量外）で板ずりをし、水でサッと洗ってへたを切り落とし、1㎝幅に切る。セロリは斜め薄切り、にんにくはみじん切りにする。

2 フライパンにオリーブオイル、**1**を入れて中火で炒める。肉の色が変わったら、トマト缶、**A**、半分に折ったスパゲッティを入れ、ふたをして強めの中火にかける。煮立ったら一度ほぐすように混ぜ、再びふたをして弱めの中火で5分30秒加熱する（ときどき混ぜる）。

3 ふたをとり、砂糖、塩で味を調える。

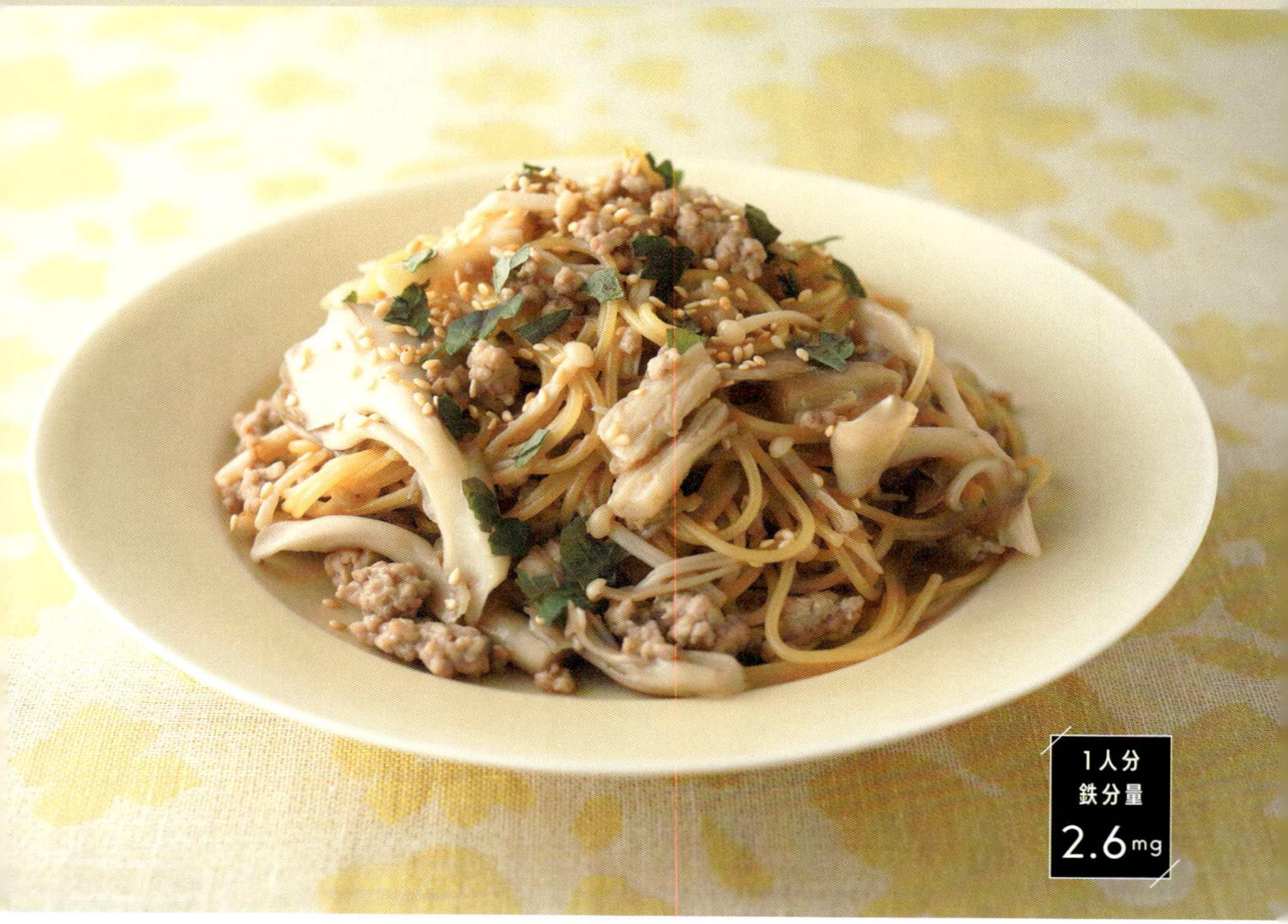

豚肉ときのこのワンパンパスタ

きのこたっぷりの和風味。めんつゆで煮るから麺にもしっかり味がついて美味。
スパゲッティと豚ひき肉もある程度、鉄分を含んでいます

材料（2人分）

豚ひき肉…120～130g
まいたけ…1パック（100g）
えのきたけ…小1袋（100g）
スパゲッティ
（1.4㎜・5分ゆで）…160g
ごま油…大さじ1
めんつゆ（3倍濃縮）
…大さじ1と1/3
青じそ…4～5枚
白いりごま…適量

作り方

1 まいたけは石づきを除いてほぐし、えのきたけは根元を落として半分～3等分に切る。青じそは小さくちぎるか刻む。
2 フライパンにごま油を中火で熱し、ひき肉を炒めて色が完全に変わったら、めんつゆに水（分量外）を加えて1と1/3カップにして加え、半分に折ったスパゲッティときのこも入れる。ふたをして強めの中火にかけ、煮立ったらほぐすように混ぜ、ふたをして弱めの中火で5分加熱する。
3 ふたをとり、強めの中火にして混ぜながら水分を飛ばす。器に盛り、青じそを散らしてごまをふる。

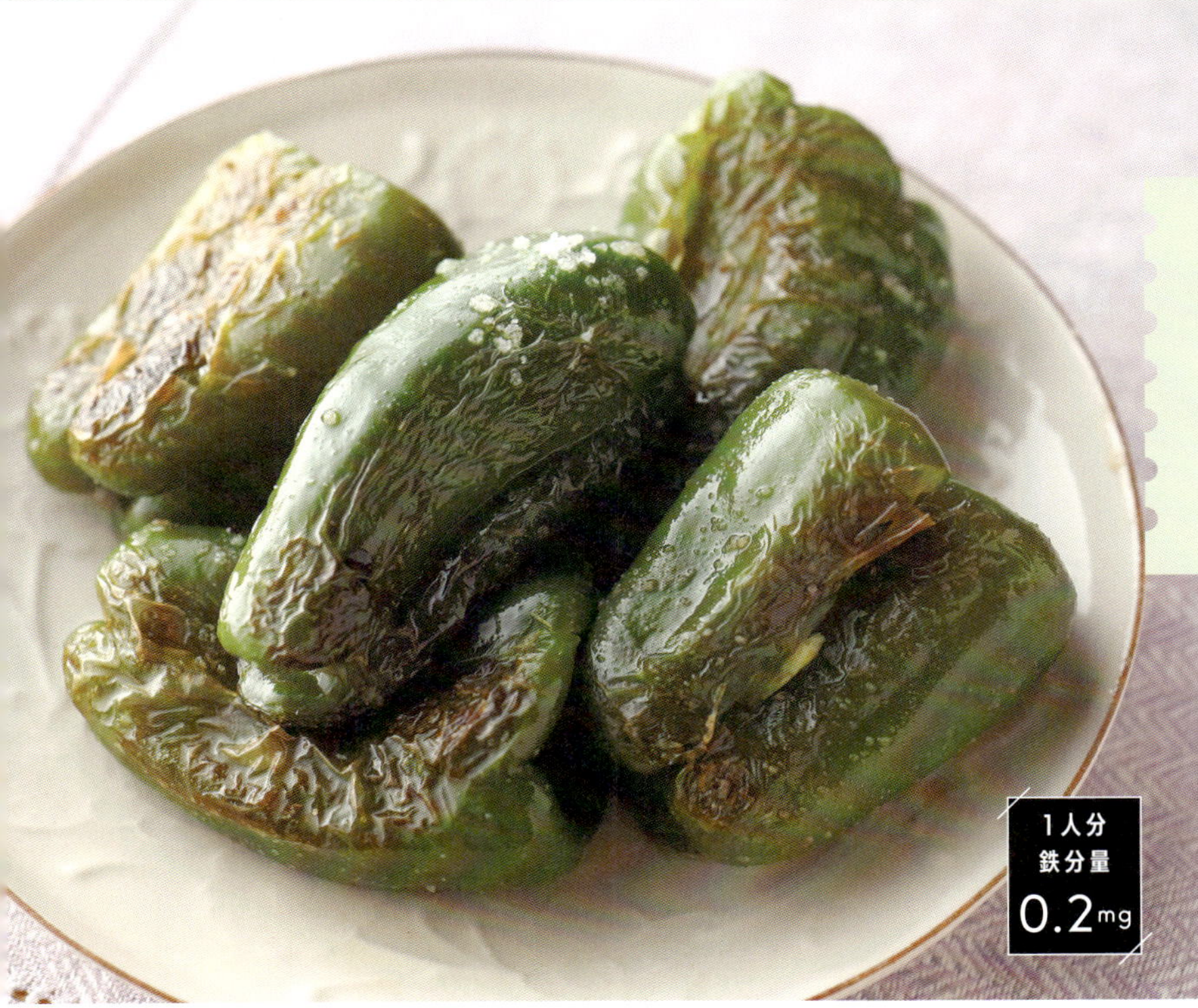

副菜

鉄がとれるおかずから、主菜の鉄分の吸収率を上げる栄養素を含む副菜まで！どれも超簡単です。

1人分
鉄分量
0.2mg

丸ごとピーマンの塩蒸し焼き

じっくり焼いたピーマンが甘くて美味。気にならない人は、
種をとらなくてもおいしくいただけます

材料（作りやすい分量）

ピーマン…小4～5個
ごま油…大さじ1
塩…小さじ1/2～2/3

作り方

1 ピーマンはへたを指で押し込み、へたと種をとり除く。

2 フライパンにごま油を中火で熱し、ピーマン全面に焼き色がつくまで焼く。塩をふり、ふたをして弱めの中火で6～7分蒸し焼きにする。

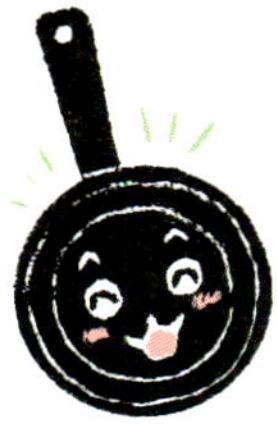

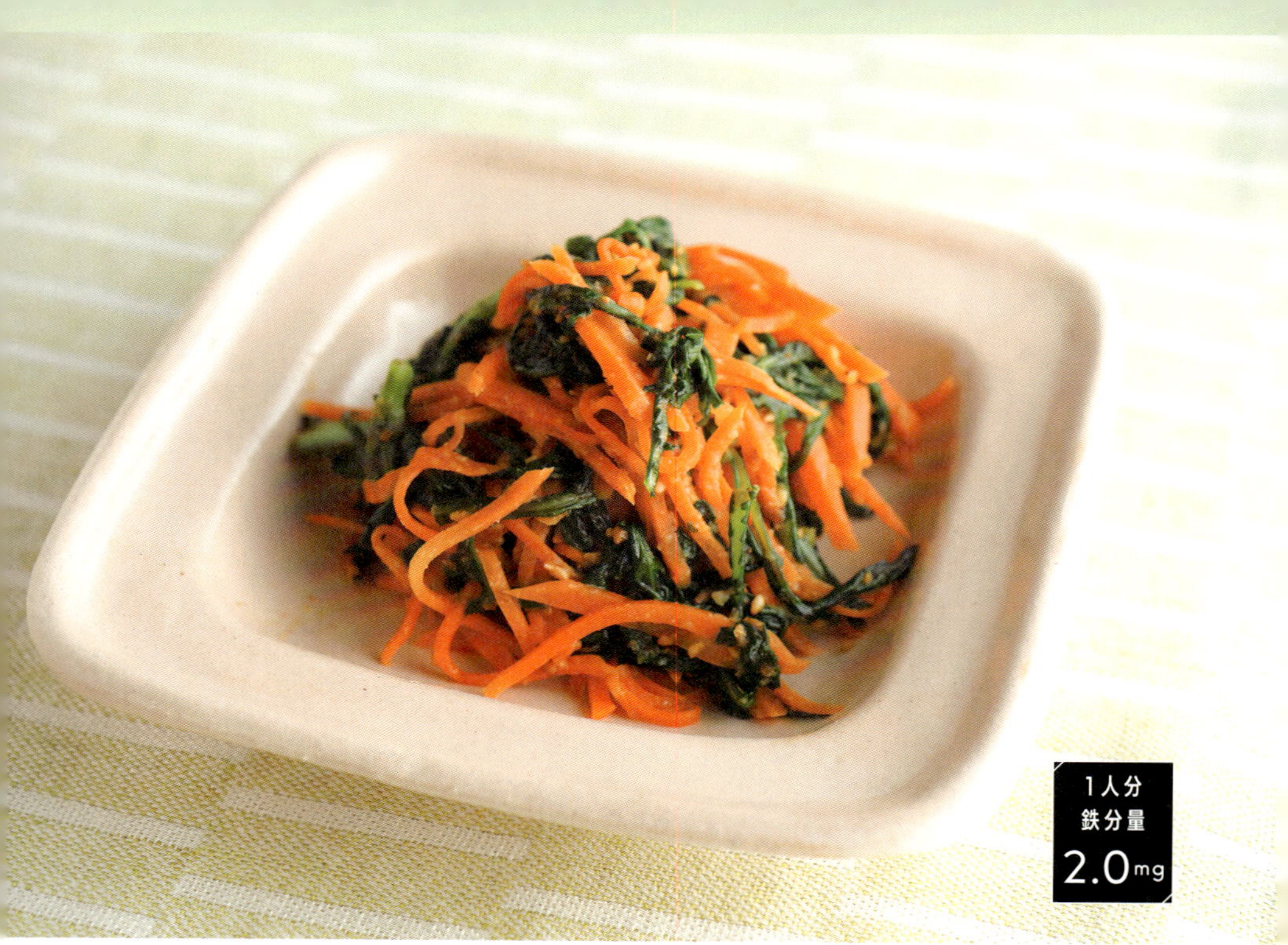

春菊とにんじんの炒めナムル

非ヘム鉄も葉酸も豊富な春菊をたっぷりと。ほろ苦さをにんじんの甘みがマイルドに。お好みで七味をふっても

材料（2人分）

春菊…1束（150g）
にんじん
…2/3本（約100g）
サラダ油…大さじ1/2
A ごま油・白すりごま
…各大さじ1
塩…小さじ1/3
おろしにんにく…少々

作り方

1 春菊は根元を落とし、3cm幅に切る。にんじんは細切りにする。

2 フライパンに油を中火で熱してにんじんを炒め、しんなりしてきたら春菊も入れてサッと炒める。**A**を順に加え、混ぜ合わせる。

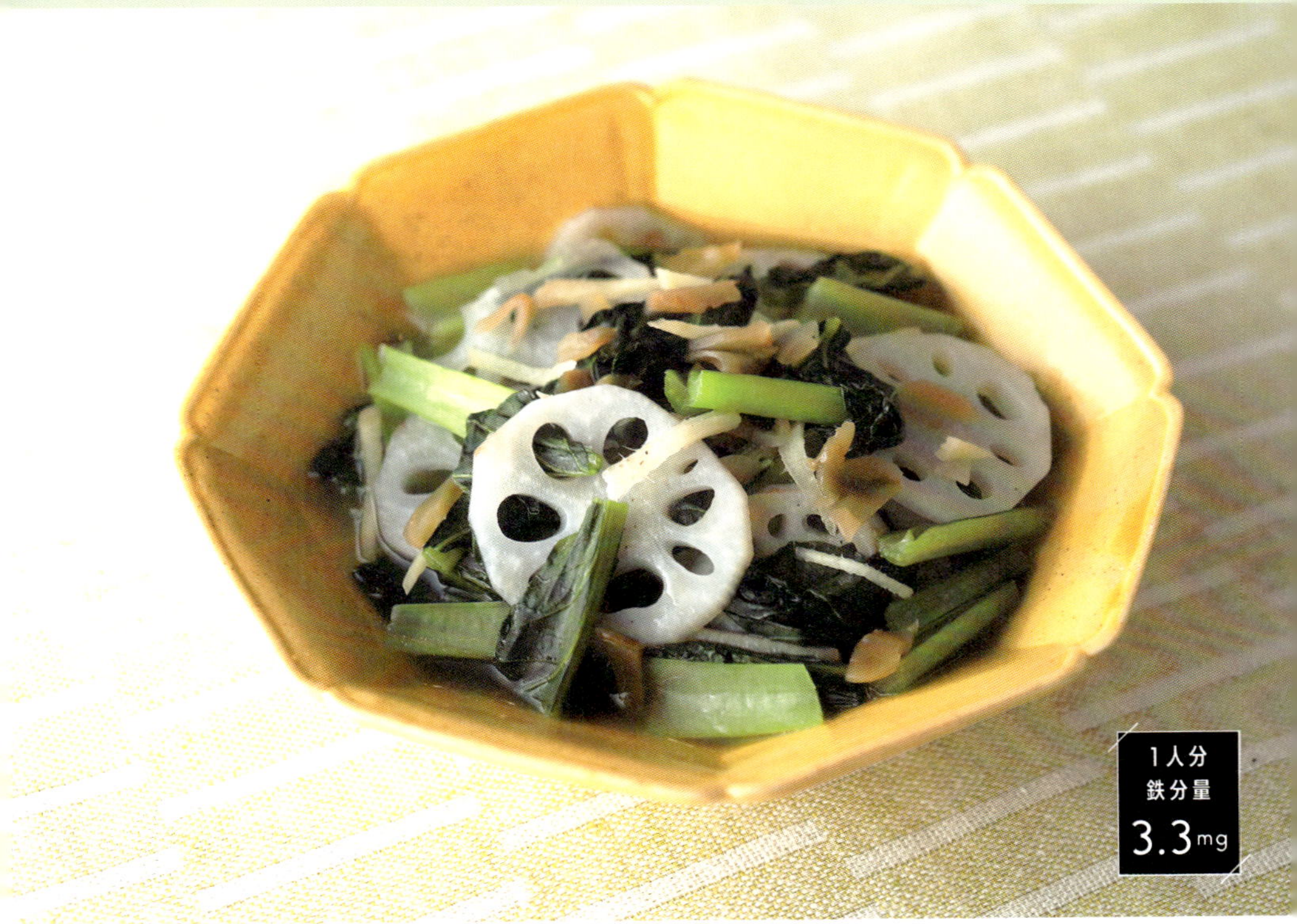

小松菜とれんこんの中華煮びたし

非ヘム鉄を含む小松菜と、れんこんをサッと煮るだけ。
ザーサイの塩味とうま味、しょうがの香りがポイント

材料（2人分）

小松菜…1束（200g）
れんこん…80g
しょうが…小1片
ザーサイ…15g
しょうゆ・ごま油…各少々
A 水…2/3カップ
　顆粒鶏がらスープの素
　　…小さじ1/2

作り方

1 小松菜は3cm幅に切る。れんこんは3～4mm厚さの輪切り（大きければ半月切り、またはいちょう切り）にし、酢少々を入れた水適量（ともに分量外）に3～4分さらして、水けをきる。しょうがはせん切り、ザーサイは粗みじん切りにする。

2 フライパンに**A**と**1**を入れて2～3分煮て、しょうゆとごま油を入れる。

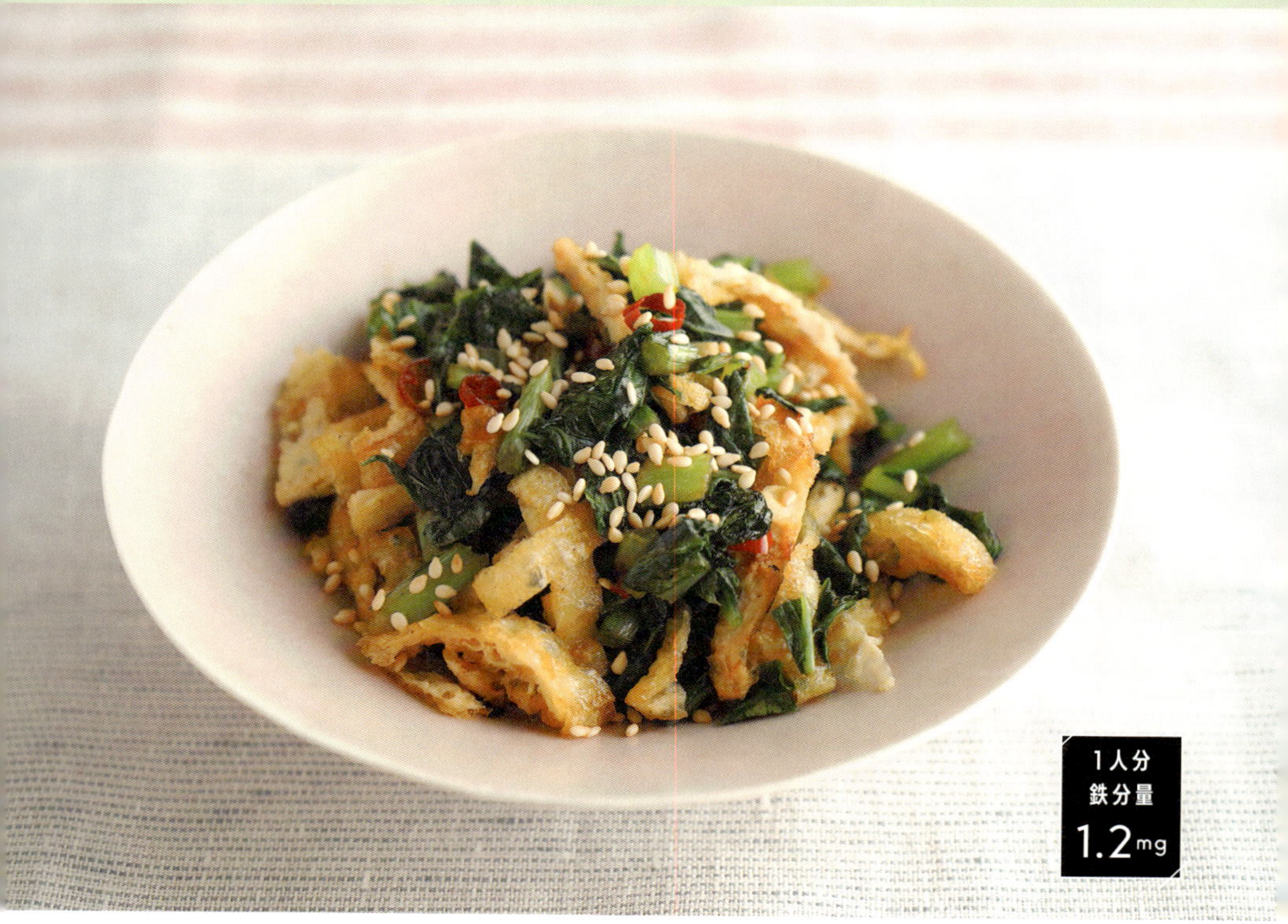

1人分
鉄分量
1.2mg

かぶの葉と油揚げのごまピリ辛炒め

かぶの葉はビタミンCと非ヘム鉄が豊富。ごま油としょうゆで炒めたら、
ご飯にぴったり！　赤唐辛子の量はお好みで

材料（2人分）

かぶの葉…2個分
油揚げ…1枚
赤唐辛子（小口切り）
…1本分
ごま油…大さじ1
顆粒和風だしの素…小さじ1/2
しょうゆ…小さじ1
塩…少々
白いりごま…大さじ1

作り方

1 かぶの葉は1〜1.5cm幅の小口切りにする。油揚げはキッチンペーパーでしっかり押さえて油をとり、縦半分に切ってから細切りにする。

2 フライパンにごま油を中火で熱し、かぶの葉、赤唐辛子を入れてサッと炒める。油揚げを加えて炒め、顆粒和風だしの素をふり、さらに炒める。しょうゆ、塩で味を調え、器に盛ってごまをふる。

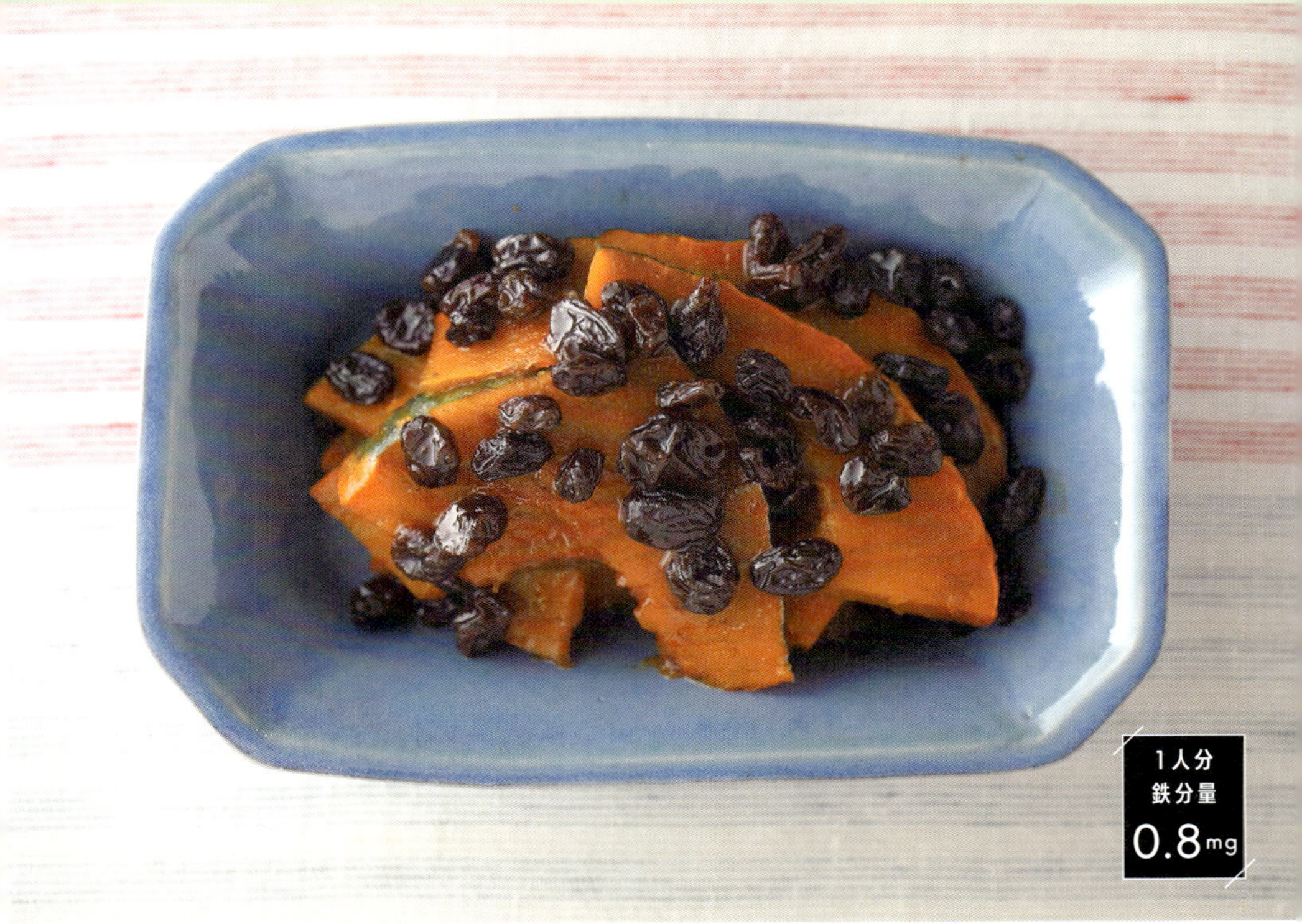

かぼちゃとレーズンのはちみつ蒸し煮

ビタミンCをそこそこ含むかぼちゃの甘みに、レーズンの甘酸っぱさが好相性。
ミネラルの多いはちみつをプラスして

材料（2人分）

かぼちゃ…150g
レーズン…30g
水…1/4カップ
はちみつ…大さじ1

作り方

1 かぼちゃは4〜5㎜厚さのくし形切りにし、2等分する。
2 フライパンにかぼちゃとレーズンを入れ、水を入れてふたをし、弱めの中火で3分蒸し煮にする。ふたをとってはちみつを回しかけ、フライパンをゆすって全体に照りを出す。

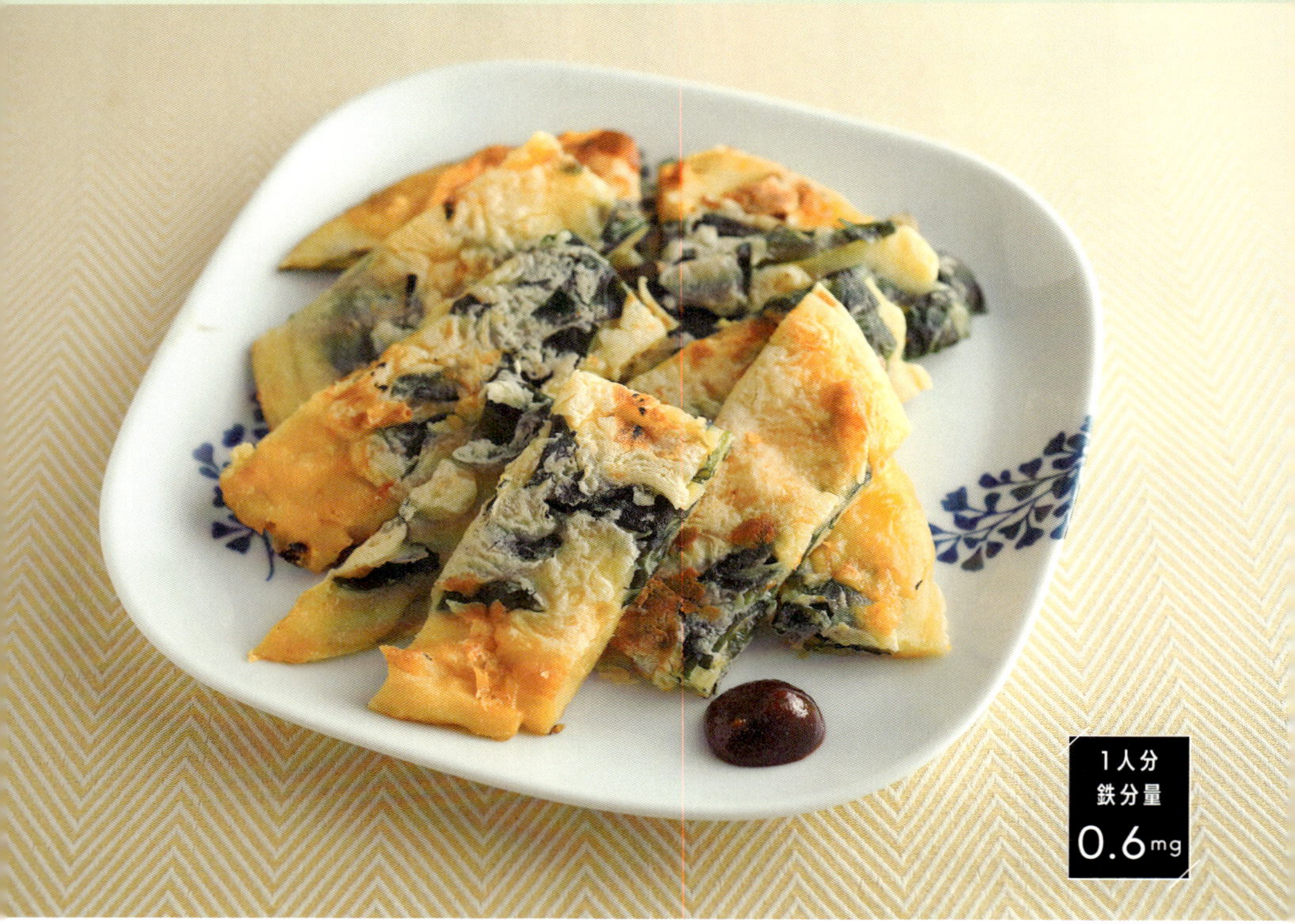

わかめとチーズのチヂミ

非ヘム鉄を含むチーズとわかめを具材に。
ご飯のおかずにも、お酒のおつまみにも！

材料（2人分）

カットわかめ（乾燥）…2g
チェダーチーズ（スライス）
…2枚（約30g）
ごま油…大さじ1

A
- **溶き卵**…1個分
- 水…1/4カップ
- 小麦粉・片栗粉…各大さじ2
- ごま油…小さじ1
- 塩…少々

コチュジャン…適量

作り方

1. わかめは水で戻して水けをきり、チーズは食べやすく切る。ボウルに**A**を混ぜ合わせ、わかめとチーズを入れて混ぜる。
2. フライパンにごま油を熱し、**1**を流し入れ、フライパン全体に薄く広げる。焼き色がつくまで3分ほど焼き、上下を返してフライ返しなどで押さえつけながら3〜4分焼く。
3. 食べやすく切って器に盛り、お好みでコチュジャンを添える。

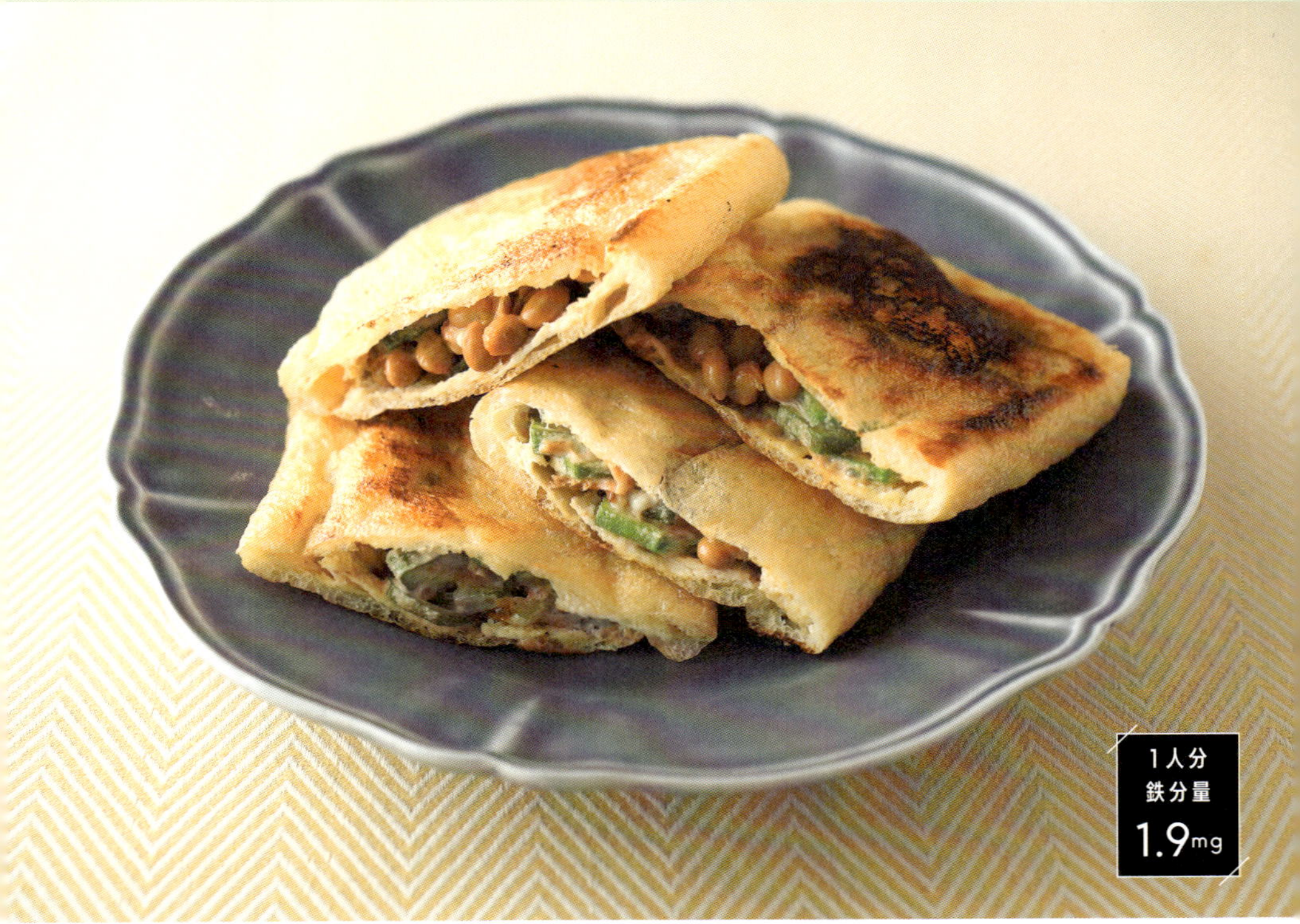

納豆とオクラのきつね焼き

ネバネバ2食材を詰めて、ボリューミー!
フライパンでこんがり焼いた油揚げがおいしい

材料（2人分）

油揚げ…2枚
オクラ…5本
納豆
…1パック（40～45g）
塩…少々
A
マヨネーズ…大さじ1
しょうゆ…小さじ1
削り節
…1パック（3～4g）

作り方

1. 油揚げに菜箸1本をのせて転がし（袋状に開きやすくなる）、半分に切って袋状に開く。オクラは塩少々で板ずりし、水でサッと洗ってへたを切り落とし、薄い小口切りにする。
2. 納豆、オクラ、**A**を混ぜ合わせ、油揚げに等分に、平らに詰める。弱めの中火で熱したフライパンに並べ、両面に焼き色がつくまで焼く。

常備菜

鉄分を含む常備菜があると、毎日の食事で
ちょこちょこ鉄分摂取できて便利です。
すべて3～4日冷蔵保存可。

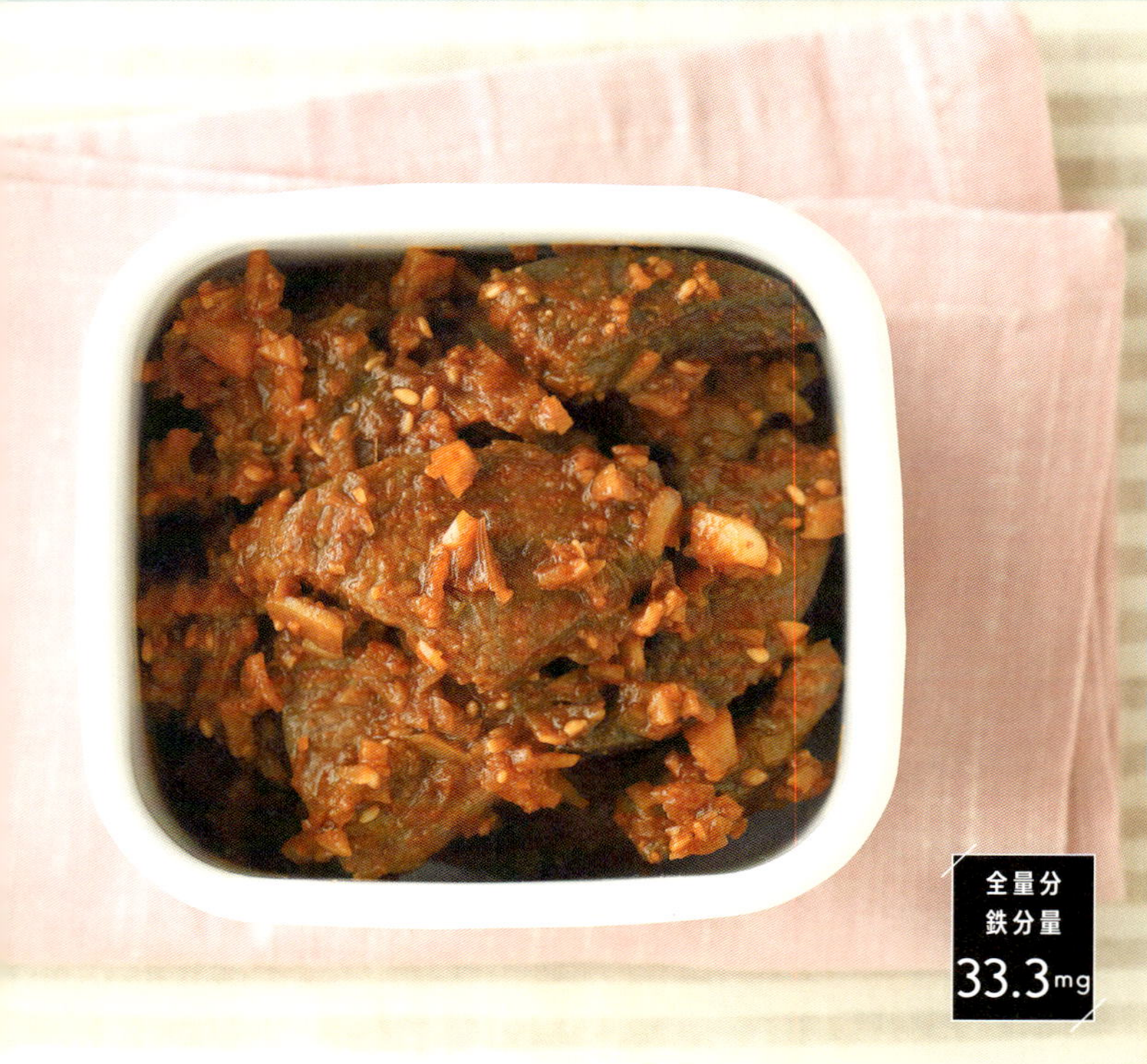

レバーのコチュジャン炒め煮

長ねぎとにんにく、甘辛みそがレバーのにおいを抑えます。
レバー嫌いな人にもおすすめしたい一品!

材料（作りやすい分量）

豚レバー…250g
長ねぎ…1/3本
にんにく…1片
サラダ油…大さじ1
酒…大さじ2

A
- 白すりごま…大さじ1
- しょうゆ…大さじ1/2
- コチュジャン・砂糖…各小さじ2
- ごま油…小さじ1

作り方

1. レバーは大きければ食べやすく切って下処理をする（51ページ参照）。長ねぎとにんにくはみじん切りにする。**A**は混ぜ合わせる。
2. フライパンに油を弱めの中火で熱し、にんにくと長ねぎを炒め、レバーを加えて色が変わるまで炒める。酒を入れてふたをし、2分ほど蒸し煮にして、**A**を加えて中火にし、炒め煮にする。すぐに保存容器に入れ、冷めたら冷蔵室へ。

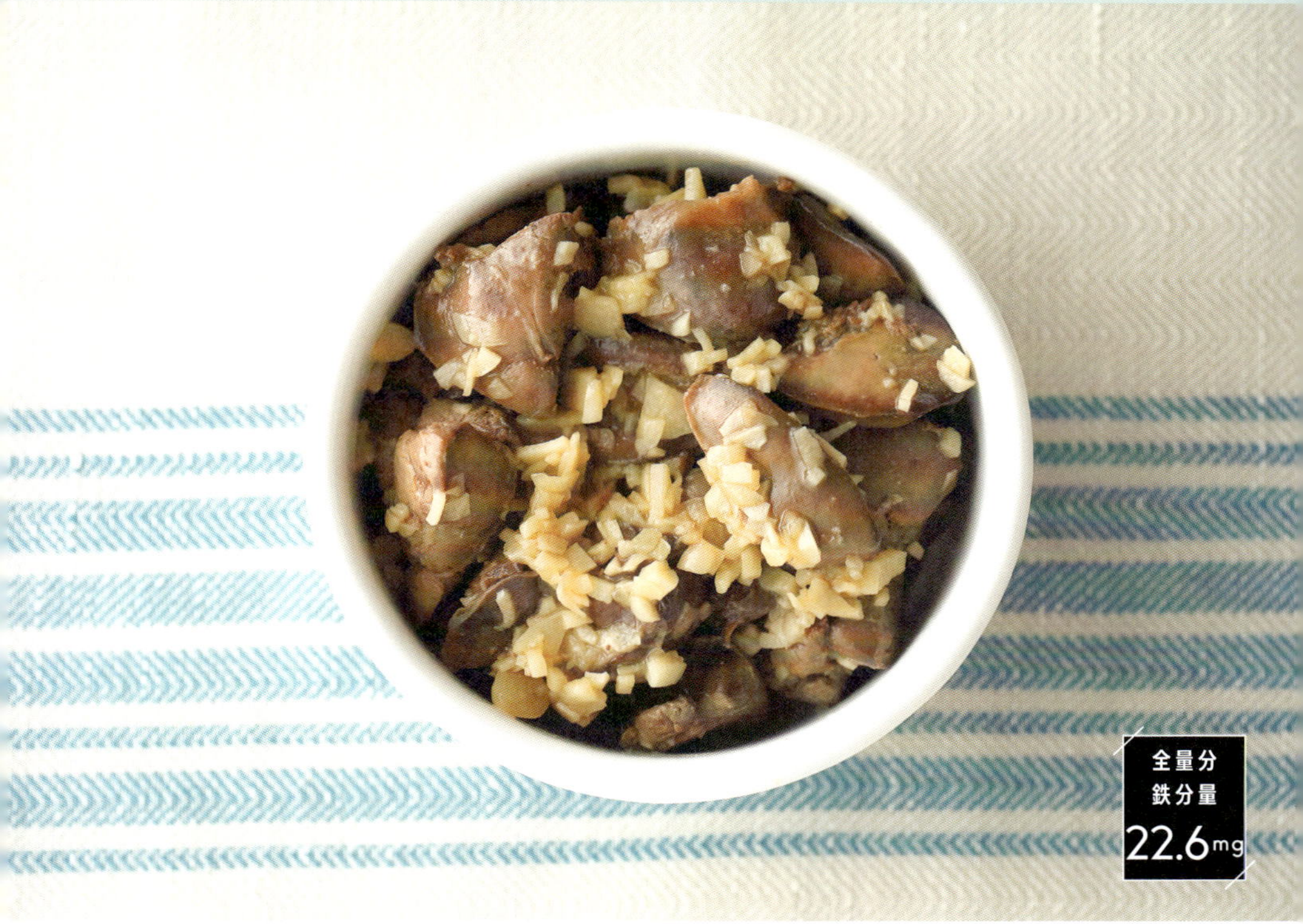

全量分
鉄分量
22.6mg

レバーの塩にんにく煮

にんにくはたっぷり入れるのがポイント。
鶏レバーがやわらかく、箸が止まらないおいしさ!

材料（作りやすい分量）

鶏レバー…250g

A
- 水…1と1/3カップ
- にんにく（みじん切り）…大2片分
- 酒…大さじ2
- 塩・顆粒鶏がらスープの素・粗びき黒こしょう…各小さじ1/2

作り方

1. レバーは下処理をし（51ページ参照）、沸騰した湯に入れて表面の色が変わるまで30秒ほどゆでて、ざるにあげる。
2. フライパンにAを入れて中火にかけ、煮立ったら1のレバーを加える。再び煮立ったらアクをとり、弱めの中火でときどき鍋をゆすりながら汁けがほとんどなくなるまで煮る。すぐに保存容器に入れ、冷めたら冷蔵室へ。

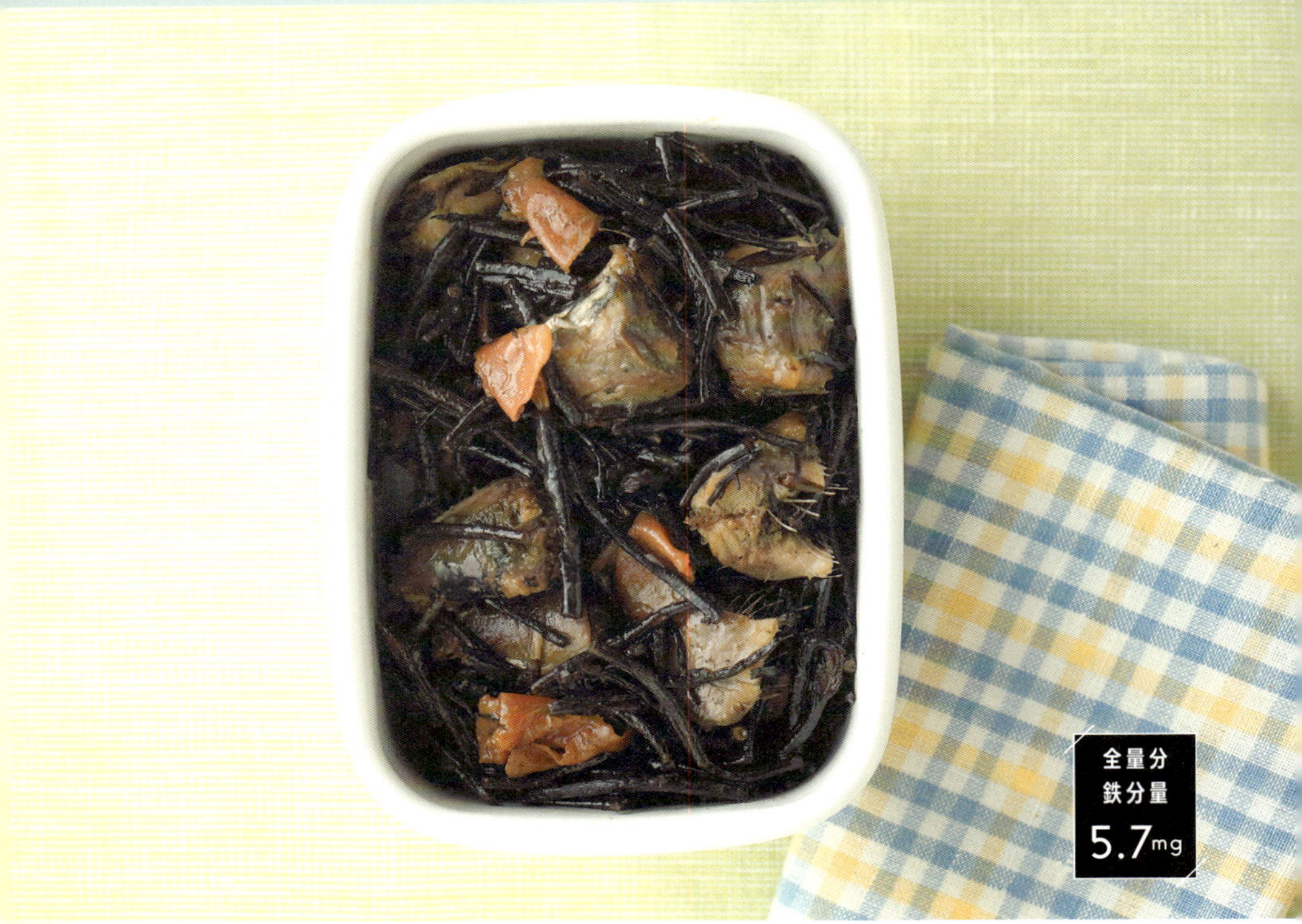

いわしとひじきの梅煮

佃煮風に濃いめに煮詰めたいわしがご飯にぴったり。
梅干しのクエン酸が非ヘム鉄の吸収率をアップ！

材料（作りやすい分量）

いわし…中3尾
ひじき（乾燥）…15g
梅干し（甘くないもの）…2個

A
- 水…1/2カップ
- 酒…大さじ2
- みりん・しょうゆ…各大さじ1と1/2
- 砂糖…大さじ1

作り方

1. いわしは頭と内臓を除き、水洗いして水けをふく。2㎝長さのぶつ切りにする。ひじきはサッと洗って水で戻し、水けをよくきる。
2. フライパンに**A**を入れて煮立て、いわしを並べ入れ、ひじきを加えてサッと混ぜる。再び煮立ったらアクをとって中火にし、梅干しをちぎって加え、アルミホイルなどで落としぶたをする。
3. 煮汁が半分くらいになったら、いわしの上下を返し、ときどきフライパンをゆすりながら、煮汁が少量になるまで煮る。すぐに保存容器に入れ、冷めたら冷蔵室へ。

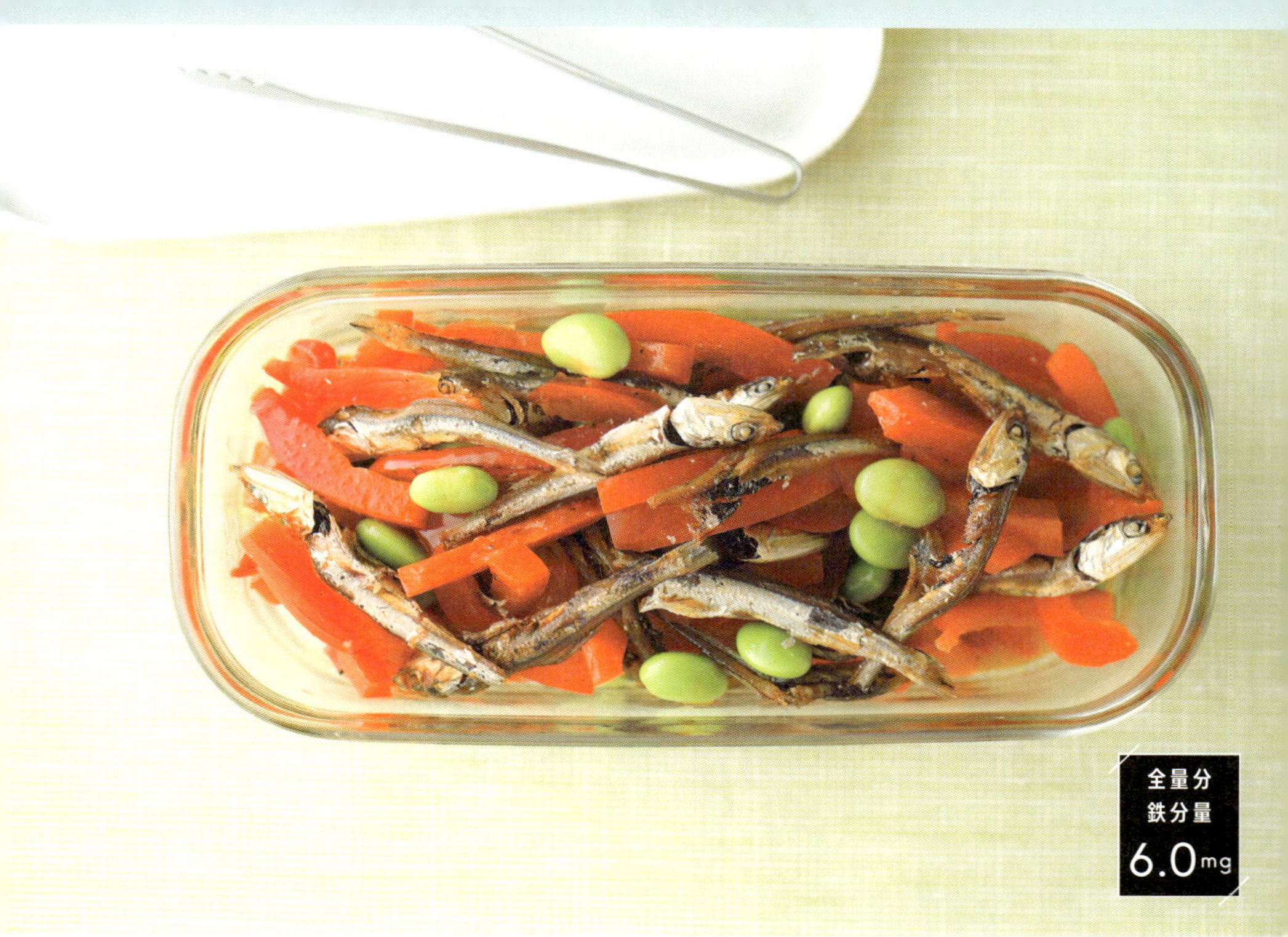

炒め蒸しパプリカといりこのレモンマリネ

塩分無添加の、そのまま食べる用のいりこを用いるのがおすすめ。
カルシウムもとれて、成長期の子どもにも！

材料（作りやすい分量）

食べるいりこ…20g
赤パプリカ…2個
枝豆（冷凍）…50g
オリーブオイル…大さじ1

A
- レモン汁…大さじ2〜3
- オリーブオイル…大さじ1と1/2
- 砂糖…小さじ2
- 塩…小さじ1/2
- こしょう…少々

作り方

1. パプリカは縦半分に切って種とわたをとり、長さを半分に切って、縦に5〜6㎜幅に切る。枝豆は表示通りに解凍し、豆をさやからとり出す。**A**は保存容器に混ぜ合わせる。
2. フライパンにオリーブオイルを入れ、いりこを弱火で軽く炒めたら、パプリカも加えて炒め合わせる。ふたをして中火で3〜4分、蒸し焼きにする。
3. **2**を**A**に入れ、枝豆も散らし入れる。冷めたら冷蔵室へ。

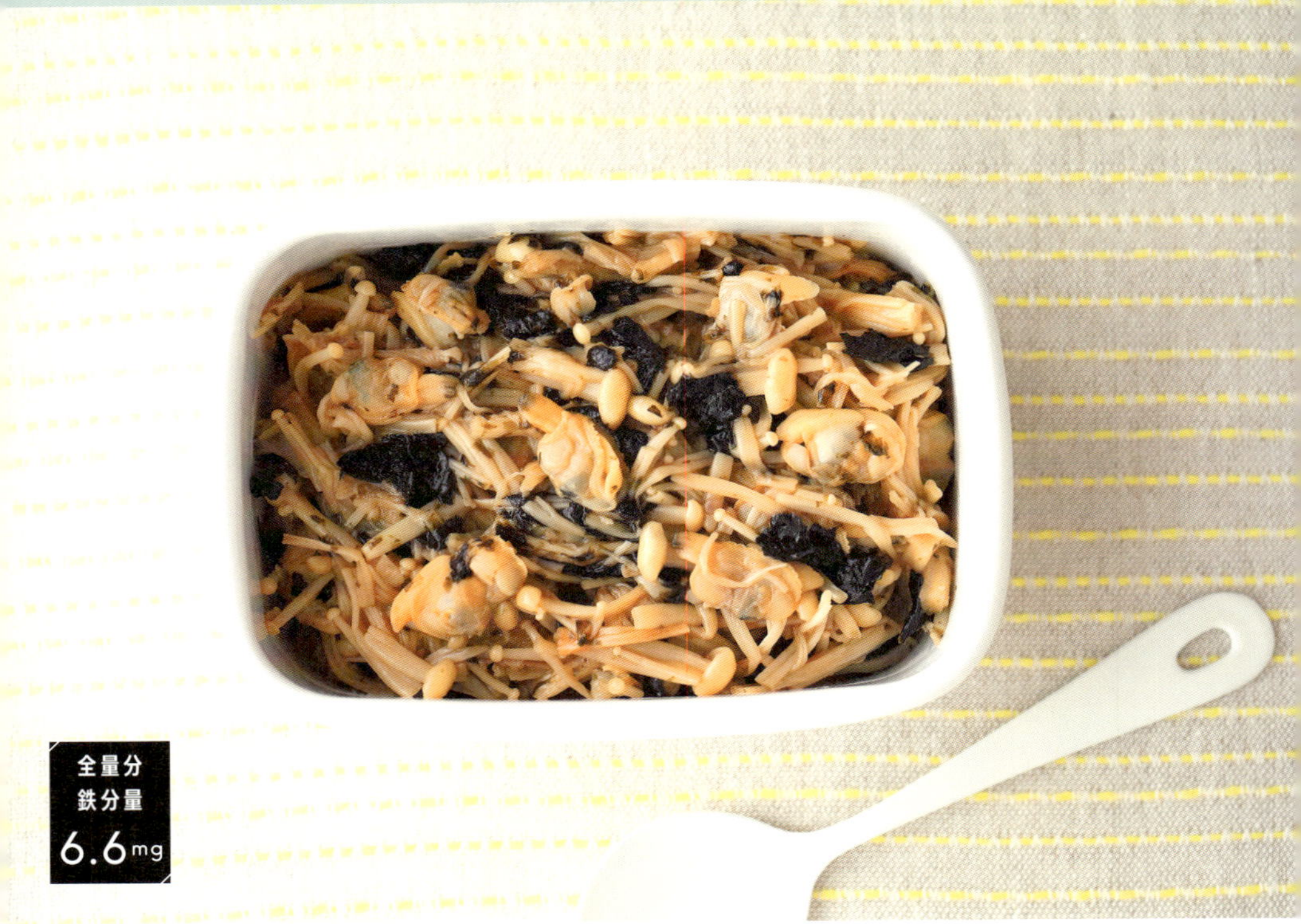

あさりとえのきの佃煮風

あさりと焼きのりは鉄分を含む、貧血さんにおすすめ食材。
あさりは冷凍を使うと、調理も簡単です

材料（作りやすい分量）

あさりのむき身（冷凍）
…100g
えのきたけ…大1袋（200g）
焼きのり（全形）…1枚
ごま油・酢…各大さじ1
A 酒・しょうゆ
…各大さじ1
砂糖…大さじ2/3

作り方

1. えのきたけは根元を落とし、4等分に切る。あさりは解凍する。
2. フライパンにごま油を熱し、えのきを炒める。しんなりしてきたら、あさりを加えて炒め、**A**を順に加えて3分ほど煮て、酢を回しかける。のりをやや小さめにちぎりながら加えて混ぜる。すぐに保存容器に入れ、冷めたら冷蔵室へ。

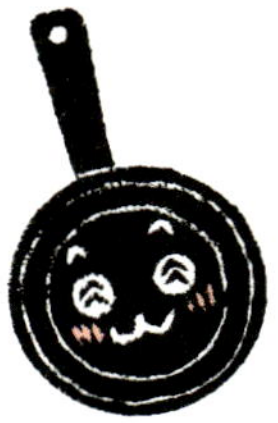

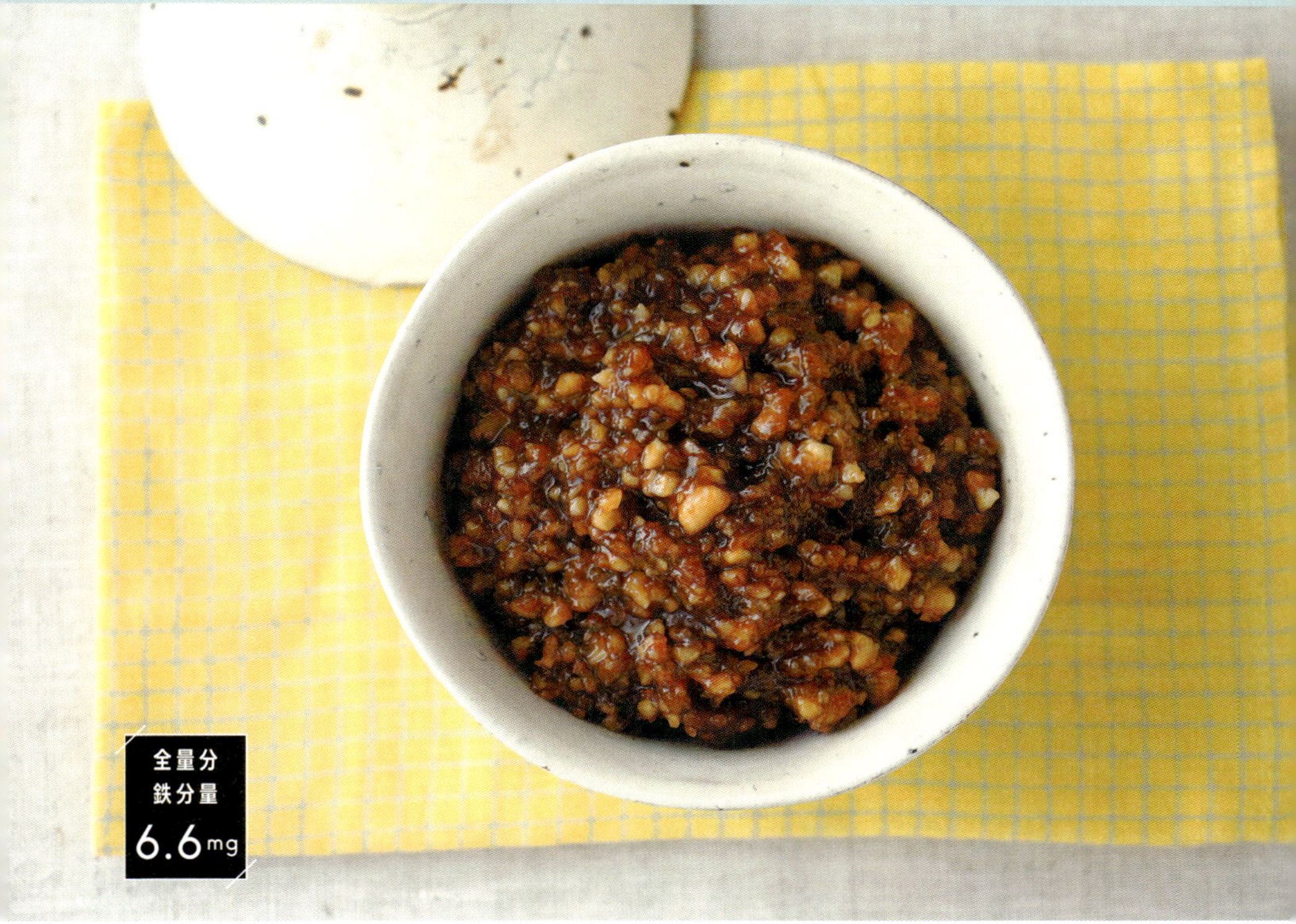

くるみみそ

非ヘム鉄を含むくるみに、みそと砂糖を加えて練るだけ。
炊きたてご飯のお供にぴったりです！

材料（作りやすい分量）

くるみ（無塩）…100g

A
- みそ…100g
- 砂糖…大さじ6〜7（みその塩分により加減を）
- みりん…大さじ4

作り方

1. くるみはフライパンで1〜2分から炒りする。とり出して粗みじん切りにし、さらにたたいて、なるべく細かくくだく。
2. フライパンにAを入れて火にかけ、煮立ったらくるみを加えて練るように混ぜながら3分ほど煮詰め、火を止める。すぐに保存容器に入れ、冷めたら冷蔵室へ。

point

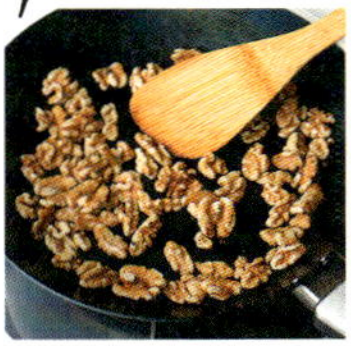

鉄フライパンならくるみなどのから炒りもおまかせ！ 焦げないように、カリッと炒めたら粗みじん切りに。

column

鉄サプリメントとの上手なつきあい方

鉄分は毎日の食事から補給するのが自然な形ではありますが、栄養バランスがとれていて十分な鉄量を摂取できる食事を毎日とるのは、なかなか難しいもの。そこで、**サプリメントを利用するのも一案**です。鉄分サプリでは、**吸収率の高いヘム鉄配合のものがおすすめ。**鉄分の吸収率を上げるビタミンB_{12}、葉酸、亜鉛や、造血を促す栄養素が含まれている製品を選ぶと、より効果的です。

治療で処方される鉄剤が通常、1日あたり100〜200mgであるのに対して、あくまでも食事で足りない分を補うためのものなので、一般的な鉄分サプリの1日分の摂取量目安は5〜10mgで、かなり少なめです。重度な貧血である場合は病院を受診し、鉄剤を処方してもらいましょう。処方された鉄剤を服用するときは、鉄サプリは不要です。

以前は、日本茶や紅茶、ウーロン茶に含まれるタンニンは鉄の吸収を妨げるので、鉄剤は水で服用を、と言われていました。じつは鉄欠乏性貧血のときは鉄吸収率が亢進しているので、鉄剤の治療効果には影響がなく、お茶は問題ありません。ただし、**食事に含まれる鉄はタンニンで吸収が抑えられます。食事中は水や麦茶、ほうじ茶などを、サプリ服用は水で。**タンニンを含むお茶は食後30分たってからどうぞ。

サプリは用法・用量を守って服用を。**自己判断でサプリを過剰に摂取すると、体調不良の原因になることもあります。**病気療養中や薬を服用している人は医師に相談してください。

Part 3

メカニズムを知っておきましょう

貧血の基礎知識

「貧血って、そもそもどういう状態?」
「どうして貧血になるの?」「鉄不足以外が原因の
貧血もあるの?」などなど、基本的な体の仕組みや
貧血に関する知識を知っておくのも大切です。

貧血女性の状況

日本では20～40代の女性の2割近くが鉄欠乏性貧血！

貧血について正しい知識を得て、自分の体を守ることが大切です

毎日、なんだかしんどいと思いつつ、「何かと忙しいし、疲れるのは当たり前」とやり過ごしている女性のみなさん、その疲れの原因は貧血かもしれません。**20～40代の日本女性のうち5人に1人は貧血**で、そのうち¼は重度であるというデータが。近年は少し減っているというデータもありますが、まだまだ貧血女性は多いのが現状です。また、**「隠れ貧血」という症状には、じつに65％がかかっている**とも（「隠れ貧血」の解説は104ページ参照）。

10代の女子たちも安心できない状況。中高生のころは成長期で生理も始まるなど、体は鉄を必要とします。にもかかわらず、ダイエットをしたりして栄養不足となり、貧血になっている女子が多いのです。

外国と比べてみると、日本女性の貧血の割合はダントツに多いのです。というのも、海外では貧血を重要視し、国として対策を行っているところが多いから。アメリカやイギリス、スウェーデンでは国策として、主食の食材である小麦粉などに鉄が添加されています。アジアの中国、ベトナム、フィリピンでも、鉄強化米や鉄添加のしょうゆが売られています。

20～40代女性の貧血と隠れ貧血の割合

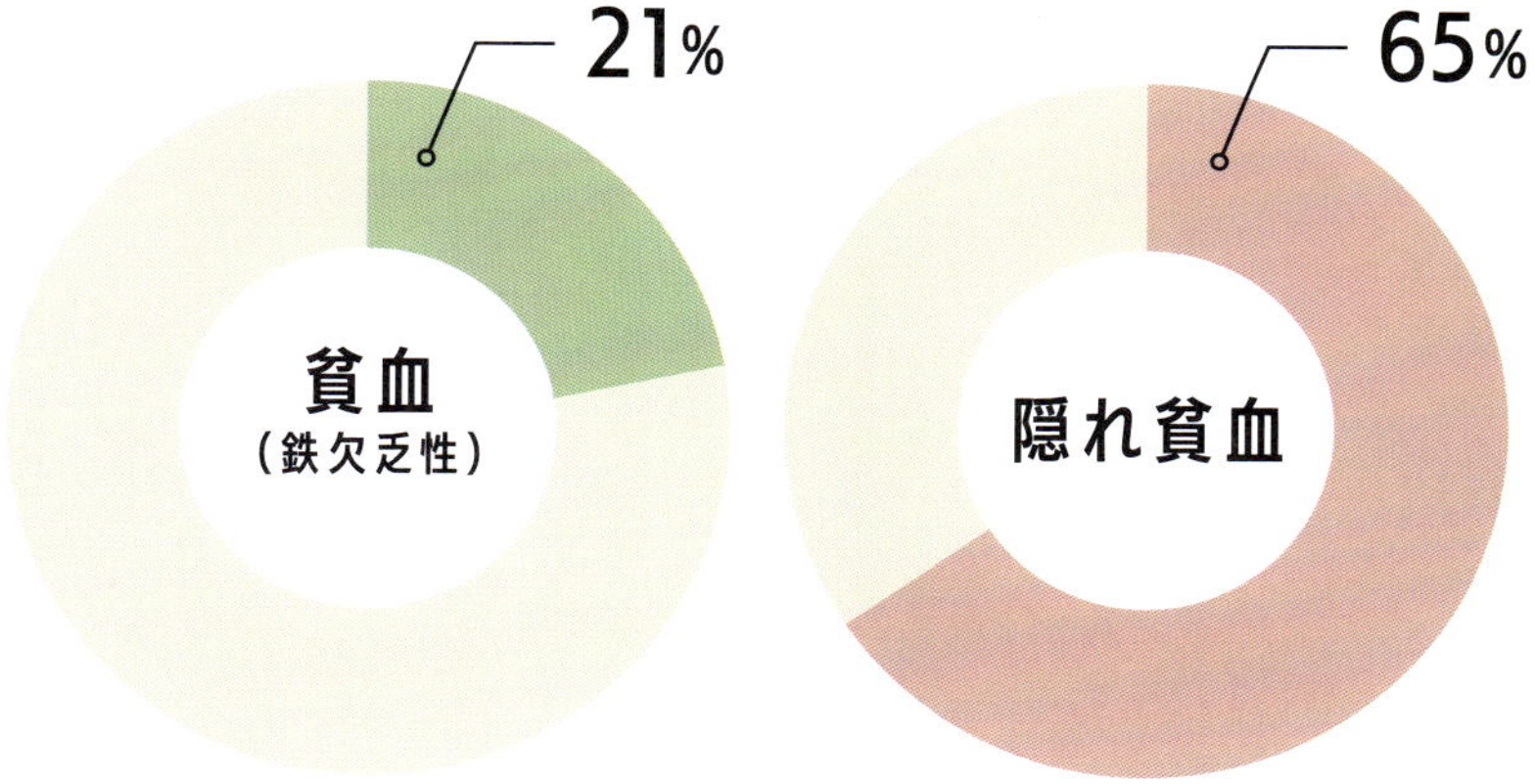

（鉄欠乏性）
65%

出典：厚生労働省　国民健康・栄養調査（平成21年）

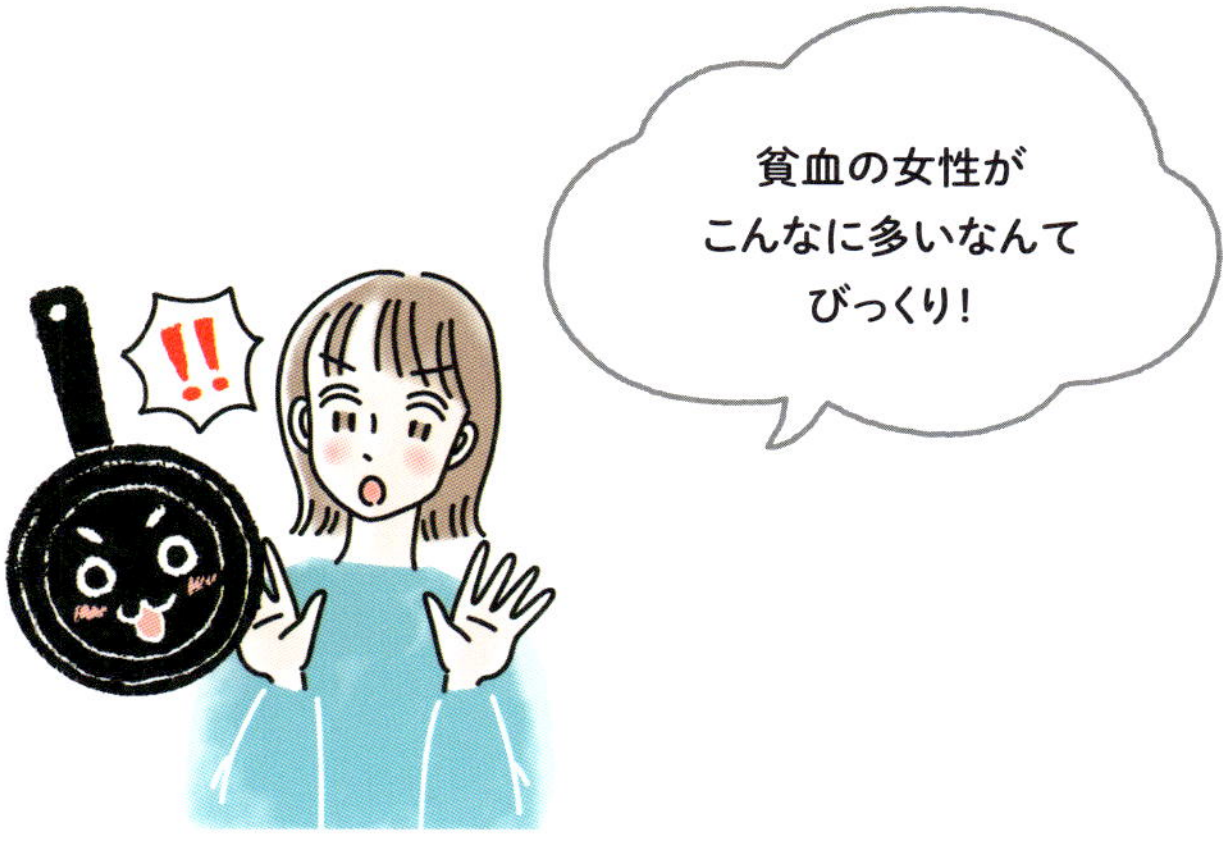

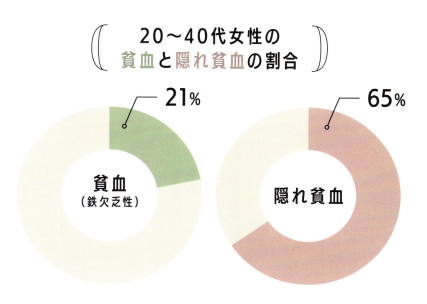

貧血の女性が
こんなに多いなんて
びっくり！

対して日本では、国として国民の鉄不足を予防・改善する対策はまだ行われていません。**日本では自分自身で貧血について正しく知り、自分の体を守ることが大切**です。

女性は生理の出血により、鉄欠乏性貧血になりやすいのです

血液中の赤血球の中にはヘモグロビンがあり、酸素と結びついて体中に酸素を運びます。**このヘモグロビンの成分である鉄が不足すると、ヘモグロビンが作れず、赤血球が運べる酸素量が減ります。これが鉄欠乏性貧血です。** 体にも脳にも酸素が行き渡りにくいので、だるくなったり集中力が落ちたり、脈が速くなって動悸や息切れが出てきたり。あるいは、一見、貧血とは無関係そうな不眠やメンタルの低下などの症状が出ることもあります。いわゆる「脳貧血」は起立性低血圧の症状の1つで赤血球が減る貧血とは別ものなので、別の対策が必要です。

ではなぜ、とくに女性は体内の鉄分が不足して、鉄欠乏性貧血になりやすいのでしょうか？ 原因は大きく2つあります。

1つ目は排出量の問題。**そもそも女性は生理の出血で体内の鉄が流出し、鉄不足になりがち**です。月経過多の人や子宮筋腫、子宮内膜症などの婦人科系疾患のために出血量が多い人は、さらに鉄不足に。血液を必要とする成長期や、激しい運動をする人も汗や尿で排出されるので鉄が不足しがち。

食生活の乱れから鉄の摂取量が少ないのも問題

また、鉄を含む食品を食べない、

女性の鉄分平均摂取量と推奨量

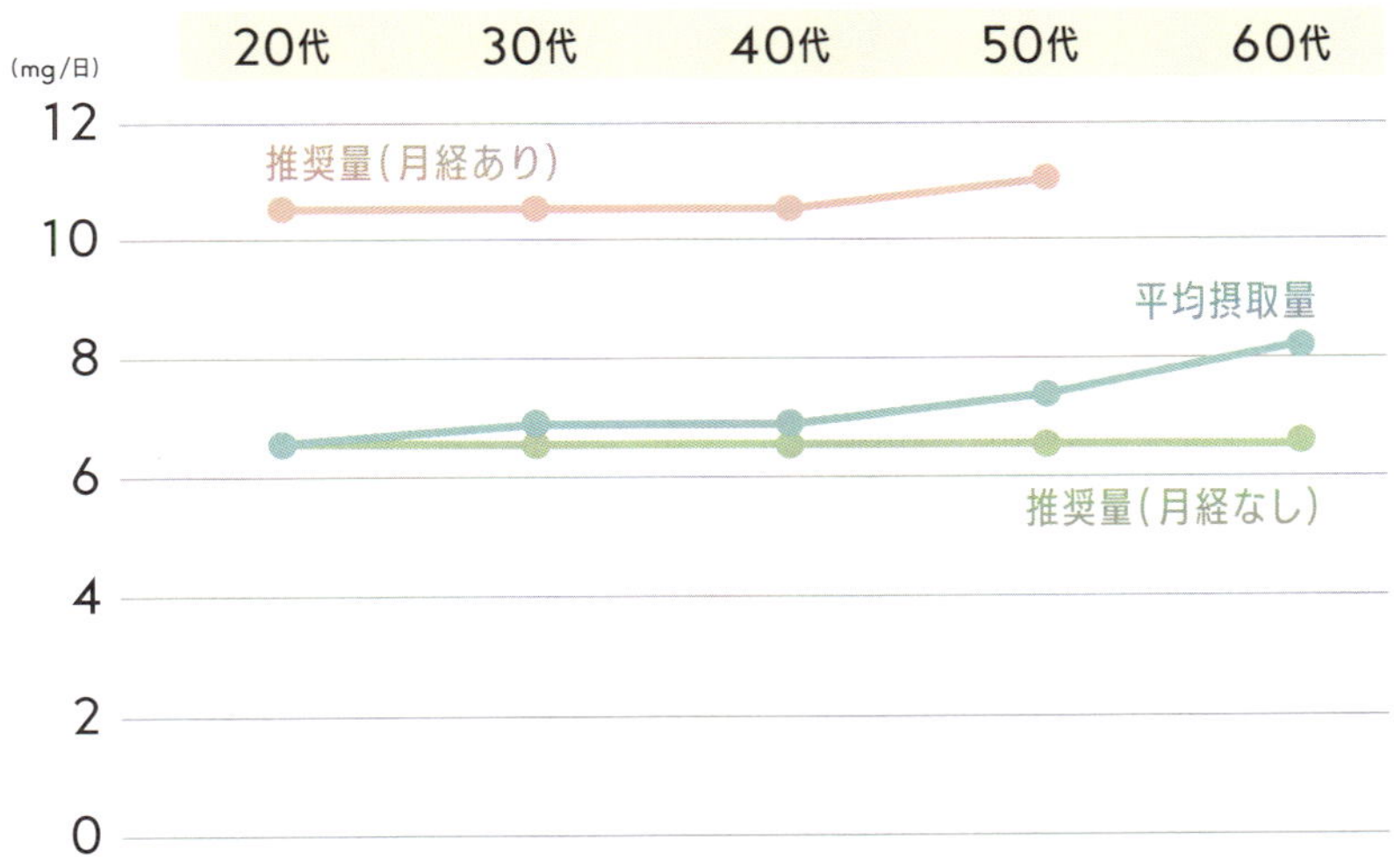

出典：厚生労働省　日本人の食事摂取基準(令和2年)、国民健康・栄養調査(平成30年)

炭水化物や野菜だけを食べるなど、**過度なダイエットや栄養バランスの乱れから鉄の摂取量が少ないことも原因になります。**

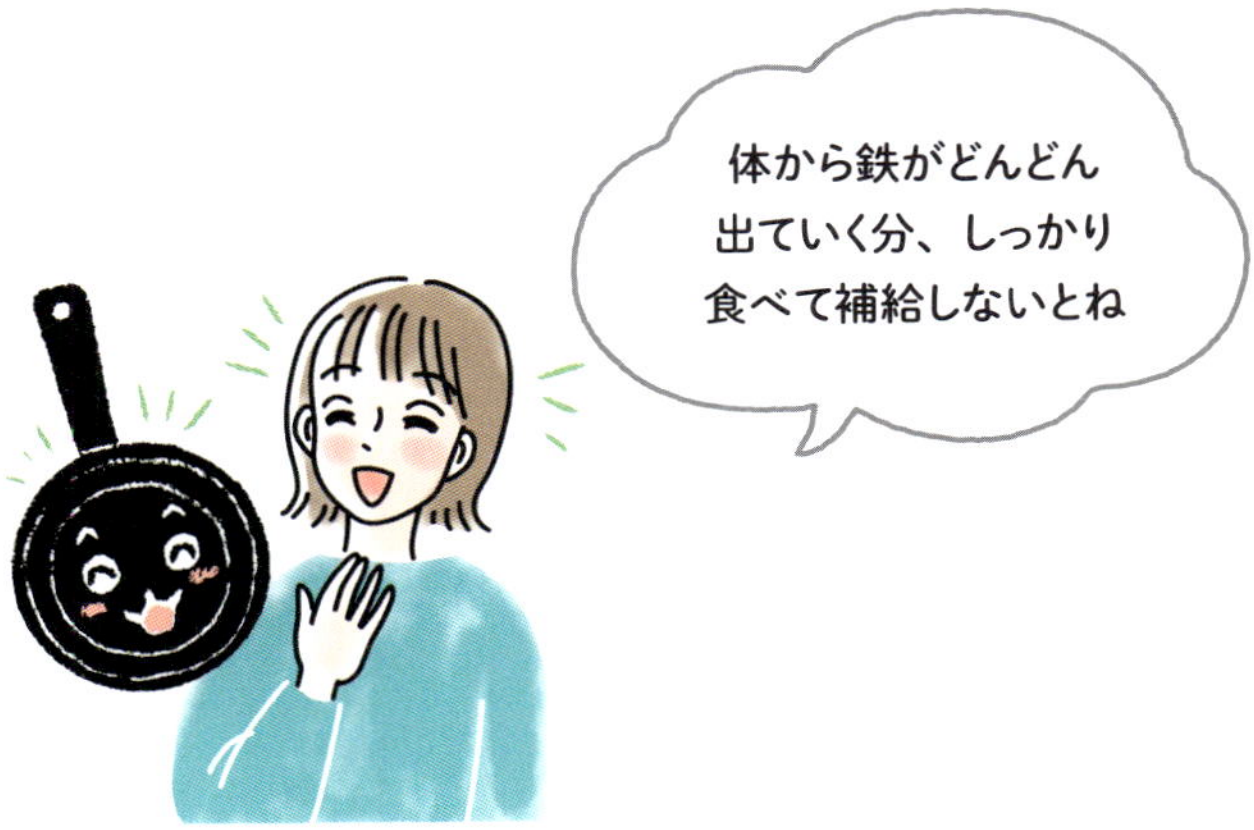
体から鉄がどんどん
出ていく分、しっかり
食べて補給しないとね

貧血の種類

鉄不足以外の
原因による貧血も。
受診して調べてもらうのが大切

肝臓などに蓄えられている貯蔵鉄が減少している「隠れ貧血」の人も多数

体内には3〜5gの鉄があり、約65%が機能鉄として赤血球中のヘモグロビンの成分で、約30%が貯蔵鉄、残りは骨髄や筋肉など全身で使われます。体内で鉄は循環して再利用されますが、鉄不足では機能鉄が減ってしまい、鉄欠乏性貧血になります。

一方、貯蔵鉄は肝臓などにフェリチンとして蓄えられています。**鉄不足が進むと、貯蔵鉄から鉄が供給され、酸素不足にならないように赤血球をつくっていきます。このため、ヘモグロビン値は高いのにフェリチン値が低いという事態も生じ得ます。これが「隠れ貧血」です。**

貧血には鉄不足以外のものもあります。**悪性貧血(巨赤芽球性貧血)**ではビタミンB_{12}や葉酸の不足により、正常な赤血球がつくれなくなっています。胃がんなどで胃を手術した人や胃の働きが弱った高齢者、葉酸不足の妊婦が発症することがあり、大量飲酒で症状が現れることも。

溶血性貧血は、赤血球が寿命よりも早く破壊され、激減してしまう貧血です。先天的な原因から発症する場合と、後天的な免疫不全による場合があります。

再生不良性貧血や**骨髄異形成症候群**は、赤血球だけでなく白血球や血小板をつくる造血細胞の障害で起こります。輸血や骨髄移植が必要になる場合もあります。

貯蔵鉄不足の女性の割合

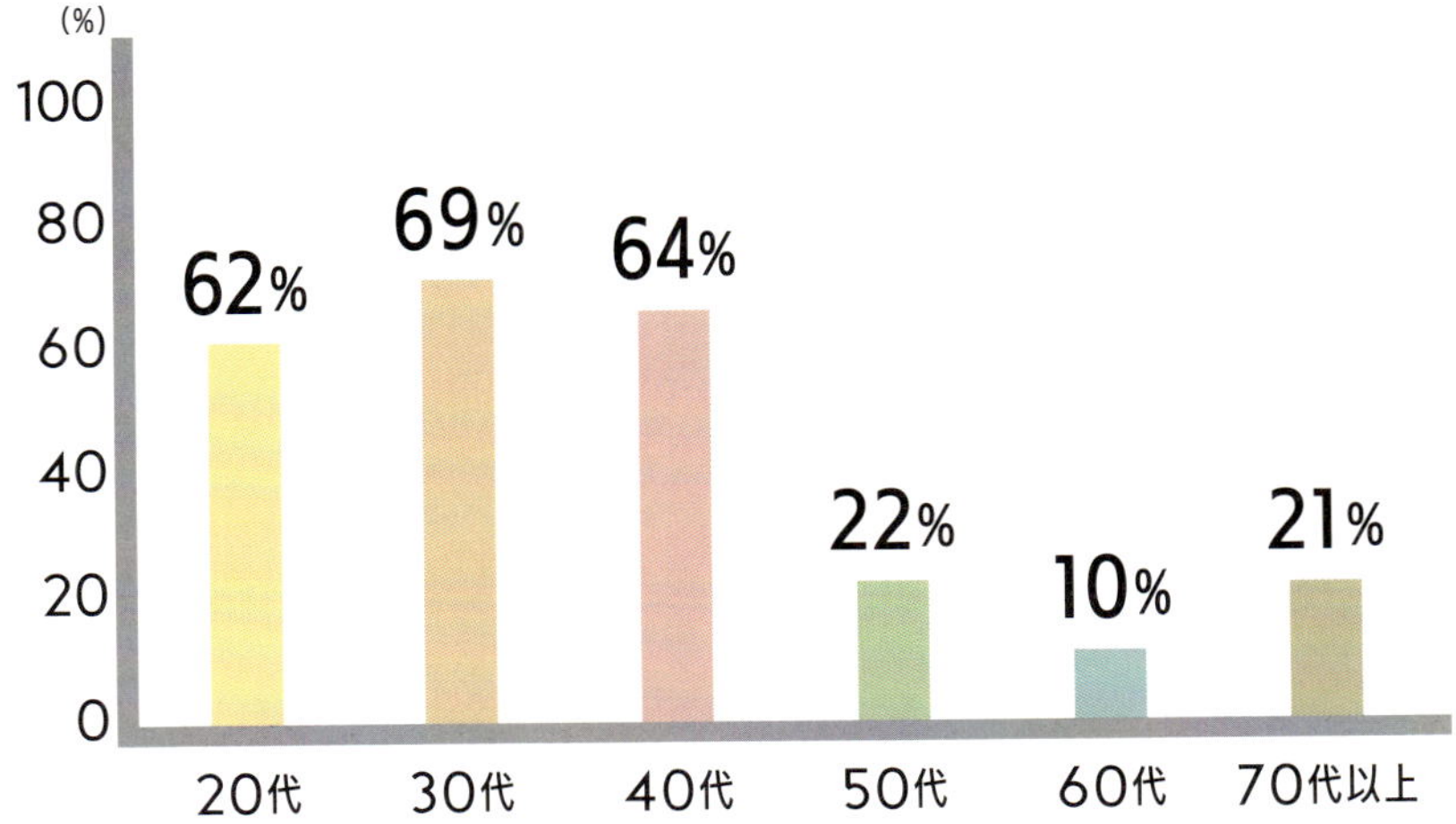

出典：厚生労働省　国民健康・栄養調査（平成21年）

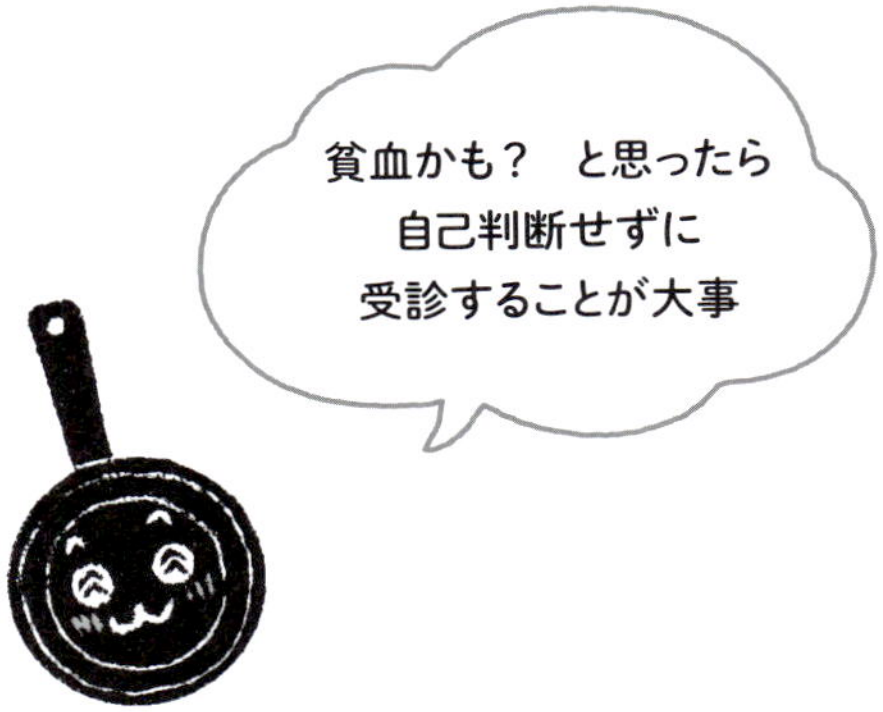
貧血かも？　と思ったら
自己判断せずに
受診することが大事

年代別 鉄の重要性

生理の出血で鉄が流出する女性は継続して鉄をとることが大事です

思春期は体が成長する時期。**体の成長に鉄は不可欠なうえ、女子は生理が始まって鉄が失われるので、鉄を継続して摂取する必要があります。**

20代以降は生理での定期的な鉄喪失のほか、仕事や育児で忙しく食生活が偏って鉄分摂取がおろそかになり、貧血になる危険性大。また10～20代の女性は過度なダイエットをして、鉄やビタミンなど体に必要な栄養素がとれていない人も多くいます。

妊娠から授乳期になると、母体と胎児・乳児のためにしっかり栄養をとることが大切です。**妊娠前から鉄をはじめ、たんぱく質、カルシウム、ビタミンB群、葉酸など、意識的にとりましょう。**

閉経すると鉄の排出量が減るので、過度な鉄分摂取は不要です。食事で上手にとりましょう。ただし、閉経前からの鉄不足が続く人も多いので、気になる人は医師に相談してみましょう。食欲低下や吸収能力の低下で鉄不足になっていることもあります。**男女ともに高齢者は病気が原因で貧血になることも増えるので、定期的に血液検査でチェックするといいでしょう。**

男性も鉄を必要とする成長期は鉄不足により貧血になることが

男性も、体が鉄を必要とする成長期は一時的に貧血になる人も。幼

ライフステージ別　鉄の重要性

新生児期	母体からの鉄に依存。妊娠中の母体の鉄状態に左右される
乳児期	離乳後期（生後9～11か月）から鉄分が不足してくる。 急激に成長する時期なので、鉄が重要
成長期	筋肉や骨、血が発達する時期。たんぱく質、カルシウム、 ビタミン、ミネラル（鉄）の摂取が大切
思春期	男女ともに成長期なので鉄摂取が大切。 「スポーツ貧血」にも注意。加えて、女子は生理が始まると 出血のため、鉄欠乏になる可能性大
成年期	女性は経血量が増え、かつ、妊娠・出産を迎えると、 より定期的な鉄の摂取が重要になる
65歳以上	男女ともに少食や消化力低下から鉄欠乏になるおそれが。 病気が原因で貧血になることもあるため、注意が必要

少期～青年期に**ハードな運動をする人は「スポーツ貧血」に注意を。**激しい動きや汗で鉄が消費・排出されるので、しっかり補給することが大切です。

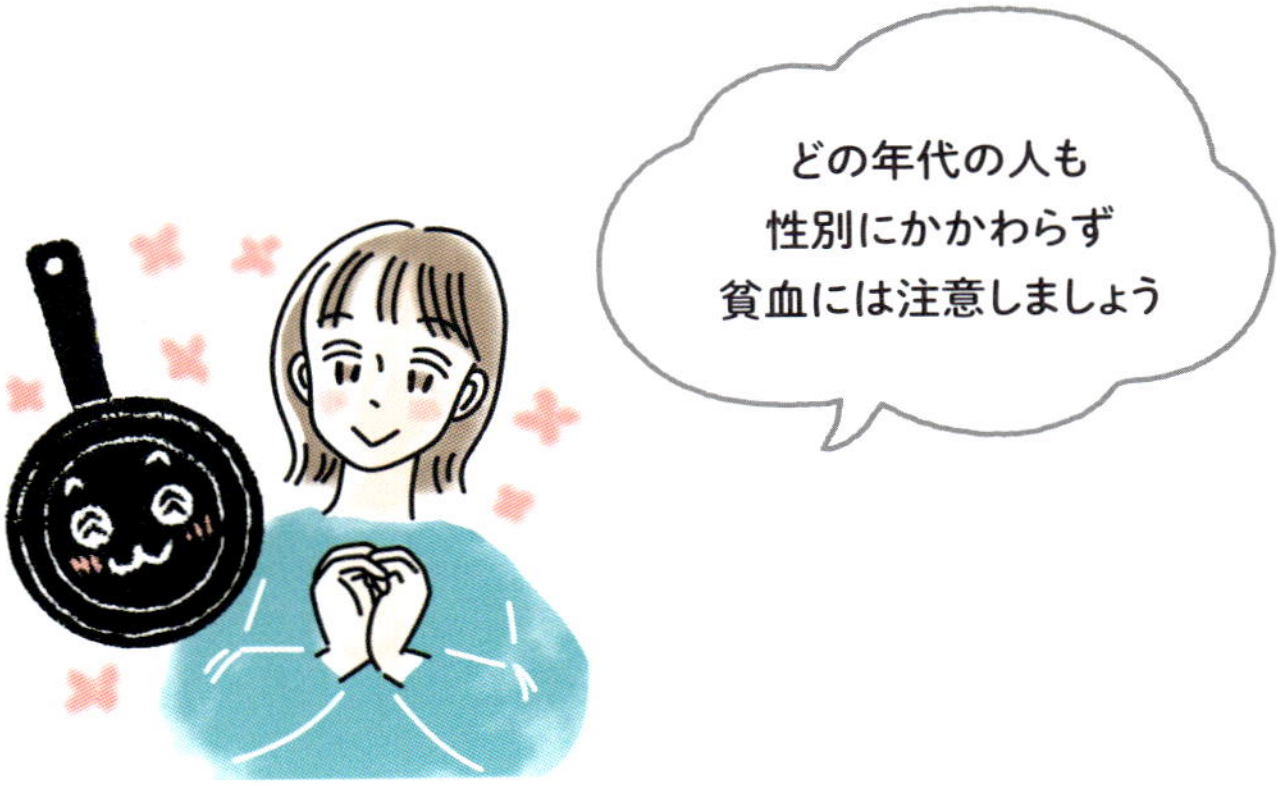
どの年代の人も
性別にかかわらず
貧血には注意しましょう

血液検査の数値の見方

症状がなくても貧血になっている場合も。定期的に血液検査を

数値はあくまで参考に。自己判断は避けて、不安な点は医師に相談を

定期的に健康診断などで血液検査を受け、貧血を疑ったら病院に受診することをおすすめします。近くの病院に貧血を専門に診る貧血外来があればそちらで、または血液内科、内科で受診しましょう。

　貧血で受診すると、血液検査が行われます。ここでは貧血に関する検査項目の内容について見ていきましょう。健康診断や人間ドックなどで血液検査を受けたときも、これらの項目をチェックするといいでしょう（健康診断などでは以下の項目のなかで検査結果が示されないものもあります）。

●**ヘモグロビン値**＝血液中のヘモグロビン濃度で、貧血の診断で重要な項目。世界保健機関（WHO）によると、成人女性12・0g/dl未満、妊婦・6か月〜6歳の幼児11・0g/dl、成人男性13・0g/dl未満は貧血と診断されます。

●**MCV値**＝赤血球の大きさを示し、数値が低い場合は鉄欠乏性貧血の可能性も考えられます。

●**赤血球数**＝血液中の赤血球の数を示し、基準値から外れていれば貧血の可能性があります。

●**ヘマトクリット値**＝血液中に占める赤血球の体積の割合。

貧血に関わる血液検査の数値と内容

項目	内容	基準値 女性	基準値 男性
ヘモグロビン値	血液中の ヘモグロビンの量	11.0～14.8 g/dl	13.0～16.0 g/dl
MCV値	赤血球の大きさ	80～100 fl	84～102 fl
赤血球数	血液中の赤血球の数	353～484万/μl	395～540万/μl
ヘマトクリット値	血液の濃度	31～43%	38～48%
血清フェリチン値	肝臓などに含まれる 貯蔵鉄の量	5～157 ng/ml	20～280 ng/ml

※医療機関により、基準値は変わることがあります。

●**血清フェリチン値**＝肝臓や骨髄などにストックされている貯蔵鉄の目安となる数値で、数値が低いと「隠れ貧血」の疑いがある場合も。

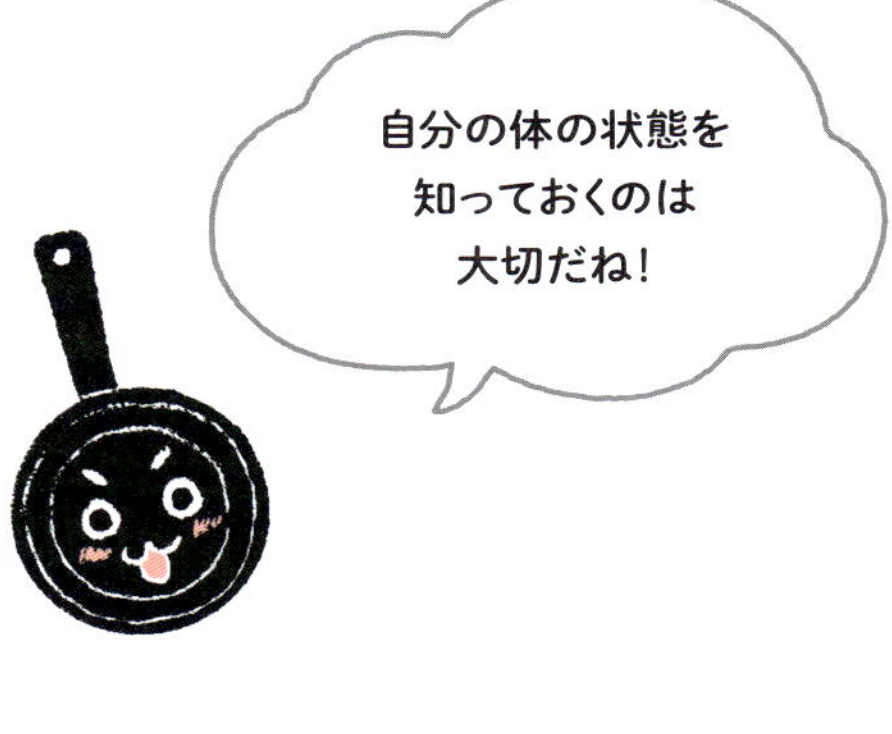

鉄剤の服用の仕方

鉄欠乏性貧血の治療では一般的に鉄剤を服用。飲み続けることが大事

鉄剤の副作用が出たら、主治医に相談してみましょう

鉄欠乏性貧血と診断されると、一般的に経口の鉄剤が処方されます。経口の鉄剤は1日あたり100〜200mg程度で、月経のある女性の鉄の1日の食事摂取推奨量が10・5mg程度であるのにくらべ、かなり多い量です。服用し始めてから6〜8週間でヘモグロビンの値は正常化しますが、だるさなどの自覚症状はもっと早く改善します。ここで**自己判断で服用を中止せず、減少している貯蔵鉄も正常値まで戻すために、少なくとも半年以上は鉄剤を飲み続けましょう。**その後の維持療法が必要なこともあります。

鉄剤の副作用として胃のむかつきや吐き気、下痢、便秘などがあります。しばらくすると慣れてくることが多いですが、つらいようなら鉄剤の変更や飲み方の調整、胃薬などについて主治医に相談してみましょう。便の色は黒くなりますが、これは吸収しきれなかった鉄の色で黒くなっているだけでまったく心配ありません。なお、重度の貧血や経口の鉄剤が無理だった人には、静脈注射で血管内に鉄剤を投与する方法もあります。

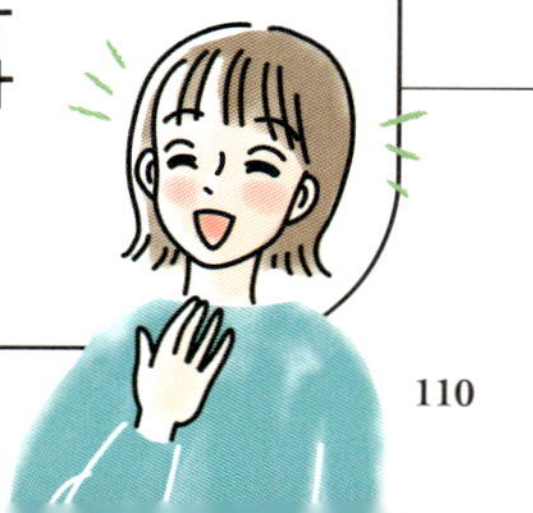

貧血の裏に病気の可能性も

消化器系の慢性的な出血は自分ではなかなか気づきにくい

貧血から重大な病気が見つかり、早期治療につながることも

健康診断で貧血と指摘されたら、「サプリメントで鉄分をとればいいや」などと自己判断で済ませるのは危険。**重大な病気のサインとして、貧血になっていることがあるからです。**

生理の出血過多で貧血になっている女性の場合、**子宮筋腫や子宮内膜症などの婦人科系疾患の可能性**もあります。

鉄分を補充しても改善しない貧血が、じつはピロリ菌による鉄の吸収障害だったり、造血系の別の病気のことも。

貧血から検査をしたところ、**胃潰瘍や十二指腸潰瘍、胃がん、大腸がん**などが見つかることもしばしばあります。**腎臓や肝臓、甲状腺の病気、感染症**などが原因のことも。

とくに高齢者では放っておくと、気づかないうちにがんが進行していたということもあるので危険。貧血は放置せず、病院で原因を調べて、適切な治療を受けることが大切です。

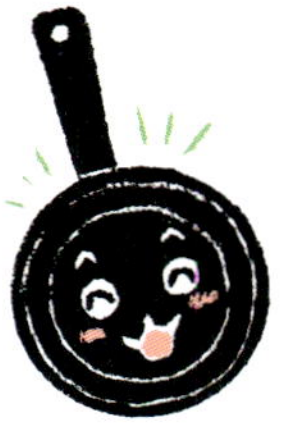

Staff

撮影	髙杉 純 石川奈都子（32〜33ページ、34ページ一部）
スタイリング	宮沢ゆか
ブックデザイン	原てるみ、永尾莉世、野呂 翠
イラスト	大沢かずみ
栄養計算	株式会社エビータ
調理アシスタント	五十嵐朝子
構成・取材・文	越智素子
校閲	滄流社
編集	東田卓郎

＜撮影協力＞
藤田金属株式会社
大阪府八尾市西弓削3-8
tel: 072-949-3221
http://www.fujita-kinzoku.jp

濱木珠恵

1997年、北海道大学医学部卒業。医療法人社団鉄医会ナビタスクリニック新宿院長。国立国際医療センターにて研修後、虎の門病院、国立がんセンター中央病院にて造血幹細胞移植の臨床研究に従事。都立府中病院、都立墨東病院にて血液疾患の診療に従事したあと、2012年９月よりナビタスクリニック東中野院長。2016年4月より現職。専門は内科、血液内科。

武蔵裕子

料理研究家。双子の息子と両親の３世代の健康を支えてきた経験から生まれるレシピは、基本を押さえながらも体のことを考えて合理的で作りやすいと、幅広い世代から定評がある。企業のメニュー開発や雑誌、書籍で活躍。著書多数。
https://www.instagram.com/musashiyuko116/

貧血さんに効く
鉄フライパンレシピ

著者	濱木珠恵　武蔵裕子
編集人	東田卓郎
発行人	殿塚郁夫
発行所	株式会社主婦と生活社 〒104-8357　東京都中央区京橋3-5-7 https://www.shufu.co.jp
編集部	tel:03-3563-5129
販売部	tel:03-3563-5121
生産部	tel:03-3563-5125

製版所　東京カラーフォト・プロセス株式会社
印刷所　大日本印刷株式会社
製本所　共同製本株式会社

ISBN978-4-391-16304-9